AF569371

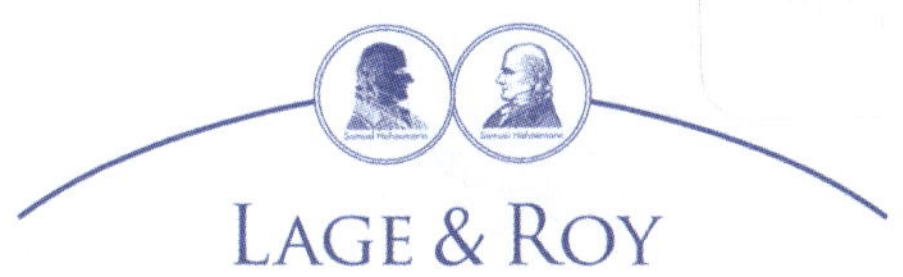
LAGE & ROY

Ravi Roy
Carola Lage-Roy

Seuchen und Viren abwehren

mit Homöopathie und Chakrablüten Essenzen

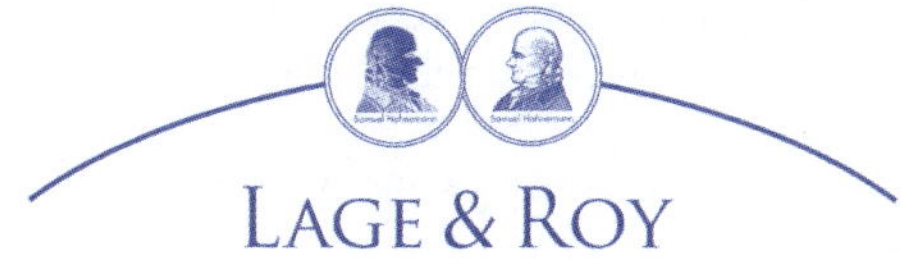

Die in diesem Buch beschriebenen Krankheiten sind meldepflichtig und unterliegen dem Bundesseuchengesetz.
Die hier vorgestellten Informationen sind nach bestem Wissen und Gewissen geprüft, dennoch übernehmen die Autoren und der Verlag keinerlei Haftung für Schäden irgendeiner Art, die sich direkt oder indirekt aus dem Gebrauch der hier vorgestellten Anwendungen ergeben.

Impressum
Ravi Roy und Carola Lage-Roy
Homöopathischer Ratgeber HR 22
Seuchen und Viren abwehren
mit der Macht der Homöopathie und Chakrablüten Essenzen
Titel der Erstausgabe
„Biowaffen und Homöopathie“
Untertitel:
Schutz und Behandlung von Milzbrand, Pocken, Cholera, Pest, Botulismus, Ebola
Stärkung des Immunsystems nach den Prinzipien der Homöopathie

Burgstraße 8 • D-82418 Riegsee-Hagen • Tel. 0 88 41/44 55 • Fax 42 98
E-Mail: verlag@lage-roy.de • www.lage-roy.de

1. Auflage November 2001
2. Auflage Februar 2023

ISBN 978-3-929108-49-1

Druck: Druckerei Steinmeier, Deiningen

Inhaltsverzeichnis

Vorwort 7

Grundlegendes über Homöopathie 9

Gefahren – reale, unreale und solche, die sehr real werden könnten 15

Wie wirken Antibiotika auf unseren Körper? 15

Allgemeine Maßnahmen zur Stärkung des Immunsystems 29

Homöopathische Organaufbaumittel zur Stärkung des Immunsystems 33

Die Lebermittel 38

Carduus marianus 38

Chelidonium majus 39

Hydrastis 39

Crocus sativa 40

Die Milzmittel 41

Ceanothus americanus 41

Scilla maritima 42

Succinum 43

Rubia tinctoria 43

Die Nierenmittel 44

Terebenthina 44

Phaseolus 45

Sabal serrulata 46

Die Lungenmittel 47

Phellandrium 47

Eriodictyon glutinosum 48

Pix liquida 48

Die Herzmittel 49

Digitalis purpurea 49

Convalaria majalis 50

Crataegus oxyacantha 51

Die Gehirnmittel 52

Homöopathie als Schutzmöglichkeit vor Infektionskrankheiten 53
Milzbrand (Anthrax) 62
Allgemeine Maßnahmen 69
Homöopathische Prophylaxe 69
Homöopathische Therapie 71
Pocken 73
Geschichte der Pockenimpfung 73
Allgemeine Maßnahmen 85
Homöopathische Prophylaxe 86
Homöopathische Therapie 88
Cholera 91
Allgemeine Maßnahmen 96
Homöopathische Prophylaxe 97
Homöopathische Behandlung 100
Pest 101
Allgemeine Maßnahmen 106
Homöopathische Prophylaxe 107
Homöopathische Behandlung 107
Botulismus 109
Homöopathische Prophylaxe und Behandlung 116
Ebola 117
Homöopathische Möglichkeiten 122

Einführung in die Therapie mit den Chakrablüten Essenzen 123

Schlußwort 141
Fragebogen zur homöopathischen Seuchenprophylaxe 142
Literaturverzeichnis 147
Glossar 148
Index 151

Vorwort

Es waren einmal ein kleiner Zwerg und ein großer Zwerg. Den kleinen interessierte die große, weite Welt nur insofern, als er von ihr seine Bedürfnisse erfüllt bekam. Seine Felder bearbeitete er nur so viel, wie es nötig war, und die wenigen übrigen Pflichten, die er hatte, verrichtete er ganz nach Lust und Laune. Mal hatte er weniger zu tun, mal mehr, je nach dem, wie viel er seinen Vergnügungen nachging. Seine Hauptbeschäftigung lag darin, die halbe Nacht Musik zu hören, zu plaudern und am nächsten Morgen ausgiebig zu frühstücken.

Der große Zwerg hatte sehr viele Interessen und schenkte seinen vielfältigen Plänen genügend Zeit. Die Welt war für ihn ein Wunder, und er genoß alles, was ihm über den Weg lief. Am liebsten nahm er sich aber Zeit für seine Felder. Er liebte sie und pflegte sie und machte vieles, was dem kleinen Zwerg nicht geheuer vorkam. Seine Lieblingsbeschäftigungen waren, sich in den Feldern aufzuhalten, seinen Garten liebevoll zu gestalten, mit Freunden spazieren zu gehen und wertvolle Gespräche zu führen.

Eines Tages wehte ein übler Wind in ihre Richtung. Am nächsten Morgen lagen die Felder vom kleinen Zwerg verwüstet da, wohingegen die von dem großen Zwerg in voller Pracht standen und noch kräftiger geworden zu sein schienen. Dieser Schlag stürzte den kleinen Zwerg ganz tief nach unten. Tagelang war er nicht zu sehen. Eines Tages erschien er beim großen Zwerg und bat ihn um Hilfe. Tage des Nachdenkens hatten ihn zu dem Schluß gebracht, daß er wohl grundsätzlich etwas falsch gemacht haben müßte, während der große Zwerg offensichtlich alles richtig gemacht hatte. Er suchte Rat!

Der Große sagte: „Deine Phantome haben dich in voller Kraft erreicht. Das war das Gesetz des Kreises, niemand kann ihm entgehen. Was du in die Welt hineingibst, macht einen Kreis und kommt zu dir zurück."

„Was bedeutet das?" fragte der kleine Zwerg erstaunt.

„In der Art, wie du deine Felder pflegst, erzeugst du dort gute oder schlechte Energiefelder. Die guten geben deinen Pflanzen innere Kraft und Standhaftigkeit. Deine guten Handlungen erzeugen Gestalten, die in einem Kreis zu dir zurückkommen. Deine schlechten Handlungen erzeugen Phantome, die auch in einem Kreis zu dir zurückkommen. Wie schnell die Phantome zu dir zurückkommen, hängt von der Anzahl der guten Gestalten ab. Je mehr vorhanden sind, desto länger dauert es, bis deine Phantome wieder bei dir landen."

„Dann gibt es keine Rettung für mich," sagte der kleine Zwerg. „Ich habe jahrelang so gelebt."

„Es gibt mehr dazu als nur das," sagte der Große. „Der Kreis ist nicht rein räumlich zu sehen. Er dehnt sich auch mit jedem Ansatz von dir, die Dinge besser zu machen, in der Zeit aus."

„Aber es schlägt trotzdem beim nächsten Mal alles auf mich zurück. Also bin doch verloren," jammerte der Kleine.

„Die Standhaftigkeit, die man auch Widerstandskraft nennt, die du für deine Pflanzen schaffst, bestimmt, was passiert. Im Grunde genommen ist es ein ständiges Zurückkehren. Erzeugst du viel mehr Phantome als lichtvolle Gestalten, dann zehren die ständigen Schläge der Phantome unweigerlich an der Kraft deiner Pflanzen, bis sie eines Tages kollabieren. Auch wenn dazwischen einiges Heilsames geschieht," erklärte der große Zwerg.

„Was kann ich machen, um mich und meinen Garten zu schützen?" fragte der Kleine.

„Erzeuge nur noch lichtvolle Gestalten. Damit stärkst du die Widerstandsfähigkeit deiner Pflanzen immer mehr. Die Phantome können zwar stark sein, aber die Pflanzen werden den negativen Einflüssen immer besser widerstehen können. Wenn du ein gewisses Niveau der Standhaftigkeit erreicht hast, dann fangen die Lichtgestalten an, die Phantome aufzulösen, bevor sie zu dir zurückkehren. Ab dem Zeitpunkt ist dein Sieg gesichert," endete der große Zwerg.

Die Botschaft der Geschichte ist: Jeder kann sofort anfangen, sich zu schützen. Nehmen wir die Naturgesetze in unser Herz auf, können wir bald einen soliden Schutz aufbauen.

Die Homöopathie ist ein Naturgesetz, ein Heilgesetz. Sie hilft uns dabei, unsere selbstgeschaffenen Phantome wieder zu erlösen!

Grundlegendes über Homöopathie

Was ist Homöopathie?

Homöopathie ist die Heilmethode des Friedens in dem Sinne, wie Hahnemann in seinem zweiten Paragraphen des „Organon“ das Ideal der Heilung festlegt: „Schnelle, sanfte, dauerhafte Wiederherstellung der Gesundheit ... auf dem kürzesten, zuverlässigsten und unnachtheiligsten Wege ...“ Damit ist eine Heilmethode geschaffen, die in keiner Weise dem Menschen Leid zufügen möchte, d.h. ohne jegliche Nebenwirkungen.

Wer ist Hahnemann?

Christian Friedrich Samuel Hahnemann ist der Begründer der Homöopathie. Seine Lebensphilosophie basiert auf der Güte Gottes. Seine Heilmethode baut er auf dieser Grundlage auf: Wenn Gott uns alles Gute gegeben hat, dann muß er uns auch eine Wissenschaft gegeben haben, die uns zu echter Heilung verhelfen kann.

Wann und wo lebte Hahnemann?

Er wurde am 10. April 1755 um Mitternacht in der Porzellanstadt Meißen in Sachsen geboren. Sein Vater war Künstler und beherrschte die Kunst der Porzellanmalerei. Seine Mutter war eine sehr herzliche und verständnisvolle Frau. Sie unterstützte ihren Sohn Samuel auf dem äußerst beschwerlichen Weg, den er zu gehen hatte, mit all ihrer Liebe. Sein Vater war im Grunde seines Herzens ein Wissenschaftler im Sinne von Vicomte Sir Francis Bacon, der die Grundlagen der wissenschaftlichen Vorgehensweise in seinem Werk „Novum Organum“ festlegte. Er stellte Samuel schwierige Denkaufgaben, für deren Lösung dieser manchmal Stunden des Nachdenkens verbringen mußte. Sein Vater entließ ihn mit den folgenden Worten in die Welt: „Überprüfe alles und halte an dem fest, was gut ist.“
Hahnemann wechselte seinen Wohnort und Wirkungskreis mehrmals in seinem Leben. Am 2. Juli 1842 verließ er in Paris seine irdische Hülle.

Wie kam Hahnemann zur Homöopathie?

1779 promovierte Hahnemann in Medizin. Nach kurzer Zeit war er jedoch restlos verzweifelt über das Unvermögen der herrschenden Medizin, das Leiden der Menschen lindern zu können. Er konnte es nicht mehr vor seinem Gewissen verantworten, seinen heißersehnten Arztberuf auszuüben, und schloß nach fünf Jahren seine Praxis. Um seine große Familie zu versorgen, machte er medizinische Übersetzungen. Er beherrschte acht Sprachen. Gleichzeitig übte er seinen zweiten Beruf als Chemiker aus. Es war im Jahre 1790, als er bei einer Übersetzungsarbeit über Heilmittel auf Unstimmigkeiten die Chinarinde betreffend stieß. Dies bewegte ihn, herauszufinden, wie sie wirklich wirkt, und er nahm die Chinarinde ein. Es sollte der Wendepunkt in seinem Leben werden. Er erlebte an sich selbst durch Chinarinde genau die Symptome von Malaria. Chinarinde war damals ein weitverbreitetes Heilmittel gegen Malaria. Um sich zu überzeugen, führte er diesen Versuch noch mehrere Male aus – mit immer genau demselben Ergebnis. Die Wolke der Unkenntnis wich von ihm, und er stand vor dem Heilprinzip: „Ähnliches wird durch Ähnliches geheilt." Die Chinarinde produzierte bei ihm, einem gesunden Menschen, die Symptome von Malaria. Hahnemann erkannte – die Chinarinde kann Malaria heilen, weil sie es vermag, die Symptome von Malaria zu produzieren.

Chinarinde vermag die Symptome von Malaria zu produzieren, aber nicht die Krankheit. Wenn man doch auch eine Krankheit hat, dann hat man die Symptome der Krankheit?

Wir haben immer einen individuellen Fall von einer bestimmten Krankheit. Dieser Punkt zeigte sich nach und nach als die wesentlichste Grundlage der Homöopathie. Viele Substanzen können die Symptome von einer Krankheit entwickeln, aber jede in ihrer eigenen Weise. Wenn Sie eine Krankheit betrachten, dann sehen Sie, daß sie außer den grundlegenden Symptomen bei unterschiedlichen Menschen unterschiedliche Verläufe und Symptome hat. Eine Krankheit äußert sich also in den verschiedensten Weisen. Es sind nur die pathognomonischen Symptome, die uns die Krankheit erkennen lassen. Manchmal ist die Äußerung so untypisch, daß man es nur daher vermuten kann, weil andere zur gleichen Zeit diese Krankheit haben. Deswegen versuchen wir bei der Suche nach dem Heilmittel, ein Mittel zu finden, das die Krankheitssymptome in einer ähnlichen Weise produziert, wie sich die Krankheit bei einem gewissen Menschen äußert.

Ein Mittel produziert Symptome von vielen verschiedenen Krankheiten. Bedeutet es, daß es einmal die Symptome von der einen Krankheit produziert und ein anderes Mal von einer anderen Krankheit?

Wenn Sie Krankheiten betrachten, dann sehen Sie, daß sie so viel Ähnliches verbindet. Bei der Differentialdiagnose werden Krankheiten miteinander verglichen, die wenig Gemeinsames haben. Trotzdem gibt es bei den Symptomen gewisse Ähnlichkeiten, die zu Verwechslungen führen können. Eine Reihe von Mitteln produziert sehr viele Symptome in allen Bereichen des Körpers. Diese Symptome können verschiedenen Krankheiten zugeordnet werden. Eine gewisse Symptomengruppe paßt zu einigen Krankheiten und wieder eine andere Gruppe zu anderen.

Bedeutet das, daß ein Mittel nur auf einen bestimmten Verlauf einer Krankheit zutrifft?

Eine Krankheit verläuft in verschiedenen Stadien. Die Stadien können sich bei verschiedenen Menschen unterschiedlich äußern. Bei zwei Personen kann das erste Stadium gleich aussehen, das zweite völlig anders. Es ist wichtig, den Verlauf einer Krankheit von einem Stadium zum anderen genau zu beobachten. Die Mittel passen in ihrer Wirkung oft nur zu einem Stadium. So gehört zu einem Mittel ein bestimmter Verlauf in einem Stadium.

Wieso kennt die Homöopathie keine Nebenwirkungen, wenn Mittel doch auch in der Urtinktur gegeben werden können?

In der Urtinktur wirkt das homöopathische Mittel direkt auf die Toxine der Krankheit. Das Ähnlichkeitsprinzip besagt, daß das Toxische in dem Mittel dem Toxischen in der Krankheit ähneln muß. Dadurch heben sich die beiden Toxine gegenseitig auf.

Nebenwirkungen entstehen, wenn die Toxine des Mittels und der Krankheit nicht übereinstimmen wie in der Allopathie. Die Symptome der Krankheit mögen zwar trotzdem beseitigt sein, aber nicht ohne die entsprechenden Nebenwirkungen. Darum ist es besser, das exakt zutreffende Mittel nach dem Prinzip der Homöopathie zu geben, um eine Heilung ohne Nebenwirkungen zu erzielen. Dementsprechend muß das Mittel abgesetzt werden, sobald die Krankheit besiegt ist, d.h. wenn das Toxin neutralisiert wurde. Ansonsten ist kein Gleichgewicht mehr da, und das Mittel kann Nebenwirkungen haben.

Ist es schlimm, wenn man das Mittel weiternimmt, nachdem die Krankheit besiegt wurde?

Ein paar Gaben werden nicht viel ausmachen, und wenn doch Nebenwirkungen entstehen, so werden sie bald nach dem Absetzen verschwinden. Sollten die Nebenwirkungen sehr stark sein, dann kann man ein homöopathisches Gegengift (Antidot) verabreichen.

Warum benutzt man die sogenannten Verdünnungen in der Homöopathie?

Wir sollten nur so viel von einem Mittel nehmen, wie nötig ist, um das Krankheitsgift homöopathisch aufzulösen, also die minimalste Dosis nehmen. Wenn mehr gegeben wird, kommt es zu Nebenwirkungen, weil es zu viel ist. Als Hahnemann anfing, seine entdeckte Homöopathie zu praktizieren, beobachtete er bei einigen Patienten, daß selbst ein Tropfen der Urtinktur zu viel war. Manche reagierten sogar sehr heftig. Daraus schlußfolgerte er, daß diese Dosis noch zu massiv war. Um die Dosis noch weiter zu reduzieren, verdünnte er darum die Urtinktur 1:100 und schüttelte das Fläschchen zehn Mal kräftig, um die Heilsubstanz zu verteilen. Dies nannte er die erste Dilution. Auch darauf reagierten manche jedoch immer noch zu stark. Also stellte er die zweite Dilution her. In dieser Weise ging es weiter.

Warum hat Hahnemann immer weiter verdünnt? Irgendwann muß es doch genug gewesen sein.

Einerseits war es sein Forschergeist, der ihn weiter verdünnen ließ, andererseits gab es so sensible Menschen, die auch auf die dritte, vierte, fünfte etc. Verdünnung immer noch mit Nebenwirkungen reagierten.

Warum hat Hahnemann „unendlich" weiter verdünnt? Irgendwann ist doch keine Substanz mehr in dem Mittel.

Hahnemann verdünnte weiter, da er ab der 6. Dilution eine andere Art der Wirkung beobachtete, welche er die dynamische Wirkung nannte. Aus diesem Grund wurden die Dilutionen später Potenzen genannt, da sie in ihrer Wirkung immer kräftiger wurden. Zum zweiten Teil der Frage ist Folgendes zu bemerken: Anfänglich wird die Substanz bei der Verdünnung immer weniger, aber ab einem gewissen Punkt reduziert sich die Substanz nicht mehr. Genau dies bestätigen die Forschungsergebnisse im Jahr 2001 des deutschen Chemikers Kurt Geckeier und seines südkoreanischen Kollegen Shashadhar Samal, erstmalig veröffentlicht in der Novemberausgabe der „Chemical Communication".

Mehr über Hahnemann und die Grundlagen der Homöopathie finden Sie in unserem „Homöopathischen Ratgeber – Grundlagenwissen" und in „Die Reaktionen und die LM-Potenzen" (Lage & Roy Verlag).

Gefahren – reale, unreale und solche, die sehr real werden könnten

Seit dem 11. September 2001 scheinen biologische Waffen zu einer ernsthaften Bedrohung geworden zu sein. Was auch immer wir über die „wahren" Geschehnisse in der Welt wissen mögen oder welche Meinung wir vertreten, wir sollten stets bestimmte Überlegungen anstellen, bevor wir in irgendeiner Weise handeln.

Wie haben wir mit unseren Herzen und unserem Verstand auf diese Katastrophe reagiert? Bei dieser Frage erinnern wir uns, wie kompliziert und vielschichtig die menschliche Psyche ist. Viele von den Abläufen im Unterbewußtsein würden, wenn sie sichtbar wären, nicht nur bei anderen, sondern auch bei einem selber Abscheu vor sich selbst hervorrufen. Es ist schwer, die Handlungen anderer zu verstehen oder sie zu durchschauen, wenn wir uns keine Mühe geben, unsere eigenen, scheinbar abstoßenden Gedanken zu erkennen. Sie werden nicht an die Oberfläche gelassen; von ihrer Bedeutung und ihrem Ursprung ist schon gar keine Rede. Sie hetzen ständig vorbei, und wenn sie zu unerträglich werden, unterdrückt man sie. Wenn einem jedoch gewisse Sehnsüchte, Vorlieben und Verlangen gefallen, kann man leicht einen Grund finden, sie sich zu erlauben. Eine Rechtfertigung kann man für alles finden. Wenn das eigene Gewissen etwas nicht erlauben kann, der unterbewußte Drang aber sehr stark ist, dann erliegt man diesem entweder und empfindet sich als schlechter Mensch oder der Kampf gegen das Negative in einem selber beginnt. Dieser Kampf hat auf einer größeren Ebene für viele schon angefangen, für andere muß er irgendwann noch beginnen.

Nachdem sich der erste Schock gelegt hatte, erweckten die Folgen der World-Trade-Center-Katastrophe in Vielen Mitgefühl und Sorge sowie den Wunsch, diejenigen, die durch diese Tat des Horrors leiden, zu trösten. Andere fühlen diesen Horror und das Mitleid für die Betroffenen, aber sie mögen die ganze Dramatisierung nicht. Nur weil es in Amerika passierte, macht es das nicht zum einzigen furchtbaren Ereignis. All die schrecklichen Dinge, die in anderen Teilen der Welt in größerem oder kleinerem Umfang passieren, scheinen die Aufmerksamkeit der Welt nicht richtig zu fesseln. Für andere, deren Herzen mit

Haß auf Amerika gefüllt sind, erscheint die Tat nur gerechtfertigt. Genauso, wie sich die USA keinen Heller um uns scheren, wieso sollten wir uns plötzlich um Amerika kümmern? All die Emotionen wie Liebe und Haß, Mitgefühl und Herzlosigkeit, Einfühlsamkeit und Gleichgültigkeit, Triumph und Trostlosigkeit, Horror und Faszination, Hoffnungslosigkeit und Hoffnung, Frieden und Zerstörung und andere wurden auf globaler Ebene aktiviert.

Aus all dem traten langsam, aber sicher zwei Emotionen hervor, welche zur treibenden Kraft hinter allen Handlungen wurden. Die Angst vor Horrorkatastrophen, speziell vor den furchterregenden Biowaffen, und der Wunsch, alles zu vernichten, was in irgendeiner Weise eine Gefahr für uns darstellt, haben einen festen Platz eingenommen. Diejenigen, die dabei sind, diese Gefühle in sich ins Positive, Lichtvolle umzuwandeln, tragen zum Frieden auf unserer Erde bei. Die Homöopathie kann einem dabei helfen, die schwere Bürde dieser Zeit zu erleichtern und das Krankmachende, Angsteinflößende ins Licht zu transformieren.

Man kann die Angst und Aggression als natürliche Reaktion fürs *Überleben* auffassen oder als Panikreaktion. Panik läßt uns nie in vernünftiger Weise handeln. Vernünftig heißt, genau herauszufinden, womit wir konfrontiert sind und was uns wirklich helfen und auf lange Sicht befreien wird.

Ob wir uns von der Angst beeinflussen lassen oder nicht, fest steht, daß die Bedrohung durch Biowaffen eine Tatsache ist. Was die gegenwärtige Situation betrifft, so stehen wir nun dem Terror, Krankheiten als Macht- und Erpressungsmittel in Umlauf zu bringen, gegenüber. Allein der Name einer scheinbar gefährlichen Seuche läßt uns schon zu Tode erschrecken und macht uns bereit, alles bedingungs- und kritiklos zu tun, um uns und unsere Geliebten zu schützen. Natürlich folgen wir zuerst den herkömmlichen Anweisungen. Es werden Maßnahmen getroffen, die entweder bekanntermaßen zerstörerisch sind (die prophylaktische Einnahme von Antibiotika) oder eine Sicherheit vermitteln, die sich auf den zweiten Blick als trügerisch herausstellt (Impfungen). Man sieht, zumindest im ersten Schock, keine Alternative und hofft, daß diesmal der Nutzen vielleicht größer ist als der Schaden. Doch es ist die größte Illusion, auf etwas zu vertrauen, das uns niemals echte Hoffnung und Gesundheit, Sicherheit und Schutz geben kann.

Nur wer die Verbindung zu dem verloren hat,
was wirklich Hoffnung auf Gesundheit und Schutz gibt,
sucht die Rettung im Tödlichen.

Wenn nun Antibiotika und Impfungen wahre Hoffnung bieten könnten, dann gäbe es keinen Grund, nach Alternativen zu suchen. Viel ist darüber recherchiert und aufgedeckt worden. Tatsachen, die sehr beunruhigend, aber unleugbar wahr sind. Allein diese nackten Tatsachen zu betrachten, ohne das Wissen zu haben, daß es sichere und zuverlässige Alternativen bzw. echte Möglichkeiten gibt, läßt einen wünschen, man hätte sich gegenüber der Wahrheit über Antibiotika und Impfungen nie geöffnet. Denn dann wäre man desillusioniert und hoffnungslos.

Deshalb wollen wir Ihnen gleich hier versichern, daß Sie all das Wissen erhalten werden, um sich höchst effektiv und ohne Nebenwirkung zu helfen und zu schützen. Die Alternative, die wir Ihnen in diesem Buch aufzeigen, ist keine leere Theorie ohne praktische Anwendung, sondern eine Wissenschaft, die sich im wirklichen Leben seit über 200 Jahren bewiesen hat und nicht im Labor. Und das ist das Einzige, was seinen Wert im Leben zeigt.

Antibiotika, die „Wundermittel" der modernen Medizin, hätten sich angeblich in der Praxis als heilsam bewiesen. Das ist der allgemeine Glaube, obwohl über siebzig Jahre Anwendung viele Mängel aufgezeigt haben. Der erste Punkt, der unsere Aufmerksamkeit verlangt, ist die

Mutation der Bakterien, die langsam, aber sicher bei jeder Anwendung eines Antibiotikums stattfindet. Sie werden immer resistenter gegen die Waffen der Medizin, bis sie immun gegen jeglichen Angriff werden.

Krieg gegen eine scheinbare Ursache hat noch nie ein Problem gelöst!

- Es ist ein Gesetz der Natur, daß Energie nicht zerstört, sondern nur umgewandelt werden kann.
- Ein weiteres Gesetz besagt: Wenn ein Objekt mit der gleichen Art von Energie bombardiert wird, welche es schon besitzt, dann absorbiert es diese Energie und wird in dem Maße stärker.
- Wenn daher die Bakterien virulent und tödlich sind, dann wird alles, was versucht, sie zu zerstören, namentlich Antibiotika, die Energieebene der Bakterien erhöhen, statt sie zu schwächen.

Viele Bakterien mögen zwar außer Gefecht gesetzt, d.h. getötet werden, aber sie haben auch einen zentralen Energiekern. Dieser Kern gewinnt durch die zerstörerische Energie an Kraft und das macht ihn gegen solche externen Einwirkungen stärker. Das Problem der heutigen Wissenschaft ist, daß nur die materielle Form gesehen wird, der eine gewisse Art von Energie zugrunde liegt. In unserem Fall handelt es sich um die gefährlichen Bakterien. Wir täuschen uns, wenn wir glauben, die Zerstörung der Form, der Bakterien, würde die Gefahr beseitigen. Niemals können alle Formen einer gewissen Lebensart, z.B. Bakterien, komplett zerstört werden. Was überlebt ist stärker, intelligenter, paßt sich an und lernt, auf jeden Angriff schneller und effektiver zu reagieren. Irgendwann ist es nicht nur in der Lage, sich schneller anzupassen, sondern übertrifft auch noch den Unterdrücker.

Diese Lektion sollte längst durch Vietnam klar geworden sein!
Wie im Mikrokosmos, so im Makrokosmos!
Krieg im Inneren, Krieg im Äußeren!

Es ist bereit, bevor die nächste, noch aggressivere Attacke kommen kann, und diesmal ist es unzerstörbar und noch vernichtender denn je zuvor. Dieses Prinzip erklärt, warum kaum noch Waffen (Antibiotika) übriggeblieben sind, welche die Bakterien in irgendeiner Weise beinträchtigen können. Dies ist die große Sorge der Schulmedizin für die Zukunft. Noch effektivere Antibiotika bedeuten noch schlimmere Nebenwirkungen. Vielleicht trifft das nicht überall zu, aber zumindest in den Krankenhäusern. Und ins Krankenhaus gehen die Menschen, wenn sie krank sind. Wie kann man sich in solch einer Atmosphäre, in der überall Gefahr lauert, überhaupt noch sicher fühlen? Die kranke Person hat ein geschwächtes Immunsystem, sonst wäre sie ja nicht krank. Dieses geschwächte Immunsystem wird durch Antibiotika und andere Medikamente noch weiter abgebaut. Die Bakterien sind immun geworden und mutieren weiter.

Wie wirken Antibiotika auf unseren Körper?

Betrachten wir dies zuerst auf folgende Weise: Im Krieg kann der Feind nicht zerstört werden, ohne daß das Umfeld betroffen wird. Man kann den Feind nicht einfach isolieren und alles darum herum in perfekter Ordnung unberührt zurücklassen. Alles und jeder ist im Krieg mehr oder weniger betroffen. Keiner entkommt ohne Wunden, auch wenn der Körper manchmal unverletzt erscheint. Über einen längeren Zeitraum werden die Auswirkungen auf die Psyche und den Geist zu spüren sein. Um die Bakterien zu zerstören, müssen die Antibiotika vom Körper aufgenommen werden. In keiner Weise wird der Körper also von diesem Angriff unberührt bleiben. Der Körper ist mit dem Feindesland zu vergleichen. Er ist von den Bakterien infiltriert. Die feindlichen Bakterien können alleine nicht bombardiert werden. Selbst wenn das möglich wäre, so hat es doch immer auch Auswirkungen auf den Menschen als Täter, wie wir schon gesagt haben. Das bedeutet, daß jeder Angriff auf den Feind den Körper schwächt, oder besser gesagt, das Immunsystem wird die Wirkung des Angriffs spüren, wodurch es einen Teil seiner Integrität verliert.

Der Grund, daß so viele Menschen selbst nach unzähligen Angriffen scheinbar unberührt weitergehen, liegt in der Stärke ihres Immunsystems, welches zu Beginn noch sehr kräftig ist. Aber ganz gleich wie stark man ist, irgendwann wird es zu viel. Diese Tatsache, daß Antibiotika langsam aber sicher das Immunsystem untergraben, ist mehrfach nachgewiesen worden. Der Körper wird dann selbst gegenüber sehr leichten Infektionen und Parasiten anfällig. Parasiten wiederum schwächen das Immunsystem noch mehr.

Aus diesen Gründen ist die Empfehlung, Antibiotika als Prophylaxe zu nehmen, eine recht fragliche Sache. Bei einem einmaligen, kurzzeitigem Einsatz kann es bei Kranken mit einem gut funktionierendem Immunsystem scheinbar hilfreich sein. Sicherlich können wir bei einem ernsthaften Fall biologischer Kriegsführung mehr als nur einen kurzen Angriff erwarten. Sollte es wirklich zum Einsatz von Krankheitserregern kommen, dann wird es eine langwierige Aktion mit weitreichenden Folgen sein, die sich vielleicht sogar über Jahre hinweg erstreckt. Schwächt man jedoch durch den übermäßigen Konsum von Antibiotika sein Immunsystem, so verschafft man nur jenen Kräften einen Vorteil, die Schaden anrichten wollen. Mit ständigen kleineren Angriffen werden sie konstant Angst verbreiten, bis die Menschen durch wiederholte Benutzung von Antibiotika ihrer Gesundheit schaden. Sobald sich der Körper nicht mehr richtig wehren kann, kann nun der wirkliche Angriff beginnen. Die Bakterienart ist gegen Antibiotika immun geworden und auf dieser Basis kann so gut wie nichts gegen sie erreicht werden. Und was dann?

Also setzt man seine Hoffnung auf die Impfungen. Wären die Impfungen ein simples Verabreichen von Seren mit dem Zweck, eine Immunität herzustellen, und wäre das Leben nicht eine äußerst komplexe Angelegenheit mit vielen verschiedenen Gesetzen, die zu beachten sind, dann könnten wir diese Option mit ein wenig Hoffnung betrachten. Aber leider funktioniert es nicht so, wie der Mensch es will, der sich von der Natur in dem Glauben entfernt hat, er könne nach Belieben sein eigenes Universum schaffen, mit seinen eigenen Gesetzen.

Wie weit sich der Mensch auch entfernt, er lebt immer in Mutter Natur und nicht irgendwo außerhalb von ihr. Deshalb kann er sich nicht über ihre Heilgesetze hinwegsetzen und andere Ergebnisse erwarten. Beim Fliegen müssen z.B. auch die Gesetze der Dynamik beachtet werden. Es können nicht neue Gesetze der Gesundheit erfunden werden, genauso wenig wie neue Gesetze der Dynamik kreiert werden können.

Wir wollen die Frage der Impfung bezüglich dreier Punkte betrachten:

1. die Funktion des Immunsystems
2. die Logik hinter den Impfungen
3. die Reinheit der Impfstoffe

1. Die Funktion des Immunsystems

Das Immunsystem wird als irgendeine Fabrik im Körper angesehen, die ständig Munition produziert, um mit krankmachenden Organismen zu kämpfen. Jeder sieht und interpretiert die Dinge nach seiner Lebensanschauung. Das Leben sieht sich jedoch selbst anders, als der Mensch es sieht. Das Leben basiert auf dem Prinzip der Harmonie. Das Leben disharmonisch zu führen, setzt unweigerlich den Prozess der Erkrankung in Gang.

a. Die Vitalität und Regenerationskräfte eines Menschen bestimmen, inwiefern Disharmonie ihn beeinflussen kann.
b. Die Eigenschaft der Disharmonie bestimmt die Auswirkung.
c. Die Menge der produzierten disharmonischen Kraft bestimmt den Fluß des Krankheitspotentials.
d. Die Dauerhaftigkeit der Disharmonisierungskraft bestimmt die Schnelligkeit des Krankheitsprozesses.

Was ist die Aufgabe des Immunsystems?

Es will die Integrität des Körpers und seine Funktionen erhalten. Die Unversehrtheit soll in der Weise aufrecht erhalten werden, wie es der Körper, der Geist und die Seele für sich entschieden haben. Das Individuum muß dafür sorgen, daß seine Individualität nicht so beeinflußt wird, daß es gegen seine Natur handelt: z.B. beeinflußt zu werden, Antibiotika zu nehmen, obwohl es so gerne sein Immunsystem mit frischen Säften aufbauen wollte. Die grundlegenden Strukturen und Voraussetzungen sind für alle gleich. Jedoch die individuellen Strukturen und Voraussetzungen sind vorrangig. Zwei Personen brauchen eine Saftkur. Der eine braucht Orangen-Kiwi-Saft sechs Tage lang. Der andere braucht Mango-Ananas-Saft siebzehn Tage lang.

Für dieses Ziel muß Harmonie und Kooperation zwischen den Organen des Körpers bestehen. Das Herz kommuniziert mit der Leber, die Leber mit den Nieren, die Nieren mit der Milz, die Milz mit den Lungen, die Lungen mit dem Herzen und so fort. Es gibt auch die direkte Kommunikation zu dem jeweiligen Organ, aber diese verhält sich sekundär zu der harmonischen Interaktion der fünf Organe unter der Herrschaft des Gehirns. Das ganze Immunsystem besteht aus dieser harmonischen Organisation. Diese Organisation weiß genau, warum, wann, wo, was, wie abläuft und hält den Körper und seine Organe in Bereitschaft.

In der Zelle, dem Basiselement aller Gewebe und Säfte, sind alle Informationen gespeichert, die allgemeinen und die spezifischen. Aber die Zelle folgt nur den Befehlen des Immunsystems. Sie ist nicht das Zentrum des Immunsystems. Jedes Gift, das in den Körper hineindringt (wir müssen uns immer vor Augen halten, daß alle Impfungen Gifte enthalten und das in hohem Maße), führt zu einer Schädigung auf der zellulären Ebene. Abhängig von der Giftart zersetzt es entweder die Zelle oder inaktiviert sie. Die Zelle fängt sofort an, Botschaften ans Gehirn zu schicken, welches dann die Umwandlung des Giftstoffes organisiert. Dieser Prozeß kann nur bei den dem Organismus bekannten Giften schnell durchgeführt werden. Bei unbekannten Giften geht es nur langsam voran, bis genügend Wissen angesammelt worden ist, um handeln zu können. Wenn der Körper nicht weiß, wie der Giftstoff zu neutralisieren ist, dann ist er in dem Moment handlungsunfähig. Ist die Menge an Gift groß genug, dann kommt es zum Tod.

Impfstoffe gehören meist zu den zersetzenden Giftsorten, von denen eine Impfung ziemlich große Mengen enthält. Ferner werden sie direkt in die Muskulatur injiziert, so daß die lebenswichtigen Zellen auf einen Schlag über das Blut von großen Mengen des Giftstoffes getroffen werden. Nun wird die Impfung, abhängig von der Kraft des Immunsystems der betroffenen Person sowie ihrer Vitalität und Harmonie, eine entsprechende Wirkung entfalten. Manche der Giftstoffe sind dem Körper zwar bekannt, aber sie sind in solchen großen Mengen vorhanden, daß sie dem Körper auf jeden Fall Probleme verursachen. Das Gift der Krankheit jedoch, gegen welches der Körper immun werden sollte, ist ihm nicht bekannt. Er weiß nicht, wie er reagieren soll und steht unter Zeitdruck, denn eine große Menge des Impfgiftes ist in den Körper innerhalb von Sekunden eingedrungen. In diesem Moment interessiert es den Körper in keinster Weise, wie sich für die Zukunft gegen so eine Attacke zu rüsten wäre. Er will nur retten, was zu retten ist. Es ist wichtig, die höheren Organe als erstes zu schützen. Dies geschieht auf Kosten anderer weniger lebenswichtiger Organe. Sollten diese schwach und im schlechten Zustand sein, werden sie größeren Schaden erleiden. Oft ist das Opfer von wenig Nutzen, da das Gift weiterhin seinen Zerstörungszug durch den Körper führt und das Gehirn oder andere wichtige Organe erreicht. Das passiert, wenn das Immunsystem schlecht organisiert und schwach ist. Sollte das Gehirn schlecht geschützt sein, wie es bei Babies und Kleinkindern der Fall ist, dann folgt vielfach ein irreparabler Schaden. Natürlich wird ein starker Körper mit einem guten Immunsystem damit mehr oder weniger zurecht kommen. Solche Eingriffe wie Impfungen bringen den Körper immer durcheinander und machen ihn weniger flexibel. Flexibilität ist jedoch ein wichtiger Teil eines gut organisierten Immunsystems.

Wird der Körper sich durch die Impfung vor einer Krankheit besser schützen können? Das ist in Frage zu stellen, da der Körper von vornherein stark ist und daher höchstwahrscheinlich selbst in der Lage gewesen wäre, sich vor einer Infektion zu schützen. Er muß sich nun mit dem Impfgift auseinandersetzen, wodurch sein Immunsystem leidet. Jede weitere Impfung führt zu einer Akkumulation des Erregers, aber vor allem der Zusatzstoffe wie Quecksilber und Aluminium, die sich besonders im Gehirn ablagern. Deswegen können weitere Impfungen den Körper chronisch krank machen.

Merken wir uns, daß der echte Schutz vor Krankheiten und Giftstoffen durch Vitalität und Harmonie des Körpers entsteht, dann werden wir unnatürlichen Methoden keinen Glauben mehr schenken.

2. Die Logik hinter den Impfungen

Die Logik hinter den Impfungen hört sich sehr überzeugend an. Aber jede Logik kann uns, wenn die Prämissen nicht auf felsenfesten Prinzipien beruhen, zu falschen Schlußfolgerungen verführen. Deswegen sollte jede Arbeitshypothese kritisch daraufhin überprüft werden, ob sie auch in der Realität funktioniert.

Die Idee der Impfungen ist nicht neu. Sie läßt sich weit zurückverfolgen in der Geschichte der Menschheit. Vor etwa 2000 Jahren gab es in Indien und China die Methode, Krankheitsprodukte in die Haut zu ritzen. Die Idee stammt von der Beobachtung, daß der Mensch gegen andere Gifte immun werden kann, indem er diese in steigenden Dosen aufnimmt. Also müßte er auch durch das Einbringen von Krankheitsgiften gegen Krankheiten immun werden können, schien die logische Schlußfolgerung zu sein. Aber die Praxis zeigte es anders. Die Resultate waren mager und in den meisten Fällen sehr deprimierend. Die Menschen wurden sehr krank und starben an den Folgen der Impfung oder sie bekamen später die Krankheit trotz der Impfung und starben an der Krankheit. Daher wurde diese Methode nicht viel praktiziert. Die Annahme, daß ein Gift mit einem Krankheitsgift gleichzusetzen sei, konnte daher nicht richtig sein. Wir können nicht aus der Anwendung von zwei verschiedenen Stoffen dieselben logischen Schlußfolgerungen ziehen.

Dann kam Jenner, ein englischer Barbier, auf die Idee, den Eiter der Kuhpocken zu benutzen, um das gefährliche Pockengift zu umgehen.

Folgende Tatsache erweckte eine Faszination in ihm: Melker waren vor den echten Pocken geschützt, wenn sie selber Kuhpocken bekommen hatten oder aber Kühe, die an Kuhpocken erkrankt waren, melkten. Aber Jenners Annahme, daß das Impfen mit Kuhpocken vor den echten Pocken schützen würde, erwies sich als falsch, wie die schlimmen Folgen bewiesen.

Die Geschichte der Impfungen hat all die Pockenepidemien, die direkt nach den Impfkampagnen ausbrachen, registriert, ebenso all die Toten und schlimmen Folgen der Pockenimpfung. Wir werden im Kapitel Pocken ausführlicher auf diesen Punkt eingehen. Der menschliche Geist hat eine seltsame Qualität. Wenn er irgendetwas in seinem Kopf als die absolute Wahrheit fixiert hat, kann er nichts anderes glauben. Wenn ihm also Tatsachen vorgelegt werden, welche logischerweise seinen Glauben widerlegen, dann lehnt er das ohne weiteres ab. Der Erkenntnissprung findet nicht statt. Er kann oder will seine falschen Vorstellungen nicht fallen lassen und nicht mit einem Sprung zu dem klaren logischen Gedanken hinüberschwenken. Aller Forschungsarbeit wird in solchen Fällen keine Bedeutung beigemessen. Bei den Impfschadensforschungen handelt es sich aber um Tatsachen und nicht um Meinungen. Die Tatsache, daß die erkrankten Kühe in irgendwelcher Weise einen Schutz vor Pocken boten, wurde zwar beobachtet, aber die Annahme, daß das Kuhpockenkrankheitsprodukt durch das Einbringen in den Körper vor den Pocken schützen sollte, nimmt nur einen Teil des gesamten Geschehens als Grundlage. Jenner nahm nur die Immunität der an Kuhpocken erkrankten Menschen als seine Basis für die Entwicklung des Pockenimpfstoffes. Nur einen Teil des Gesamten für seine Zwecke herauszuholen, ist ein Fehler, den der Mensch zu oft macht. Was er nicht versteht, bzw. was nicht in sein Konzept paßt, läßt er gerne außer acht.

Das Prinzip der Immunisierung vor Giftstoffen, z.B. bei Schlangengift, beruht auf der Methode der Mikrodosen. Die Anfangsdosis ist minimal und wird dann ganz langsam gesteigert. Vielleicht würde dieses Verfahren bei den Impfungen auch wirken: mit ganz kleinen Mengen anfangen und langsam über Monate erhöhen. Aber wir kennen keine Experimente dieser Art.

Wir müssen noch ein Faktum anschauen. Jedes Mal, wenn eine neue Impfung eingeführt wurde, stieg das Vorkommen dieser Krankheit unmittelbar danach deutlich an. Das könnte bedeuten, daß der Körper auf diese Weise mit größeren Mengen des Krankheitsstoffes nicht immunisiert werden kann. Nun versucht er über den Ausbruch der Krankheit, dies zu schaffen. Der Körper ist jetzt aber durch die große Menge des Giftes geschwächt und bekommt die Krankheit in einer sehr ernsthaften Form. Diese Logik, künstlich eine Krankheit zu erzeugen, um dadurch die Krankheitsimmunität zu erlangen, gehört zur Impfphilosophie. Der Körper soll die Krankheit möglichst in einer leichten Form, die äußerlich aber nicht sichtbar sein soll, durchmachen. *Aber der Impfstoff enthält viel mehr Krankheitsprodukte, als man bei der natürlichen Krankheit abbekommt.* Dadurch können manchmal sehr schwere Formen der Krankheit verursacht werden sowie chronische Folgen oder eine akute Enzephalitis. Entweder entledigt sich der Körper mit Gewalt des Impfstoffes oder er wird schwer geschädigt.

Wir wissen von der Homöopathie, daß das Minimieren der Menge eine ganz andere Wirkung hat. Die Krankheit bricht nicht dadurch aus. Wir haben bei den Krankheiten und im Kapitel über das Immunsystem mehr über die homöopathischen Möglichkeiten geschrieben. Auf jeden Fall basiert die Logik der Impfungen auf einer falschen Prämisse. Wenn man offenen Geistes die Fehlschläge der Impfungen untersucht und auch die Warnungen Jenners am Ende seines Lebens ernst genommen hätte, hätten wir uns viel Leid und so manche neue Krankheit ersparen können. Das Immunsystem wirkt anders, als der Mensch es glaubt.

3. Die Reinheit der Impfstoffe

Wie rein sind die Vakzine? Dies ist ein Punkt, über den wir uns viele Gedanken machen sollten, wenn wir bei der Darstellung der ersten zwei Punkte noch Zweifel an der Fragwürdigkeit der Impfungen haben sollten. Damit meinen wir nicht die im Impfstoff enthaltenen Krankheitserreger. Wir meinen die Kontaminierung der Impfstoffe und die Wirkung der Impfstoffe auf die Chromosomen und Gene. Forschung, besonders über die Polioimpfung, haben gezeigt, daß die Impfungen auf die Chromosomen eine Wirkung haben, sie zu unseren Ungunsten verändern. Schon in den sechziger Jahren hat man über die Möglichkeiten, die Impfstoffe zu manipulieren, geforscht. Es ist möglich, Effekte hineinzubauen, die auf der Chromosomenebene krankhafte Veränderungen verursachen können. Wie weit die Forschung über die Genmanipulation bei den Impfungen voran gekommen ist, wissen wir nicht.

Biowaffen sind eine zweischneidige Sache. Sie sind für jeden eine gefährliche Angelegenheit. Krankheitserreger, wenn sie einmal ausgebracht worden sind, kann man nicht an der Leine spazieren führen. Sie sind völlig unkontrollierbar, können sich ausbreiten, wo immer sie der Zufall auch hintreibt, und können sich zu einer hochvirulenten Form entwickeln, besonders in Kombination mit Medikamenten, die das Immunsystem schwächen. Das kann zu ganz virulenten Formen der Krankheiten führen. Diese Zusammenhänge sind in der Medizin seit langem bekannt und gefürchtet. Es gibt einfachere Methoden, um kontrolliert der Menschheit bzw. ganz bestimmten Menschen Schaden zuzufügen: Die Impfstoffe kontaminieren! Das ist nichts Neues. Über die Jahre sind viele Fälle von unreinen Impfstoffen aufgetreten. Ob es absichtlich oder unabsichtlich geschah, ist nicht der Punkt, wesentlich ist die potentielle Gefahr durch genmanipulierte Impfstoffe. Jede mögliche Krankheit und viele Nebenwirkungen können durch die Kontaminierung der Impfstoffe in die Wege geleitet werden! Selbst Jonas Salk, der die Polioimpfung entwickelt hat, gab in einem Interview zu, daß eine Kontaminierung leicht passieren könne und keine seltene Sache sei.

Allgemeine Maßnahmen zur Stärkung des Immunsystems

Nun, da wir wissen, daß die Stärke des Immunsystems in der harmonischen Tätigkeit jedes einzelnen Organs liegt sowie in der Koordination miteinander, sollten wir uns bemühen, einen Weg zu finden, wie wir diese Harmonie mehr und mehr steigern können. Die Harmonie des Körpers ist auch vom Einklang unseres Geistes und unserer Seele abhängig. Es ist jedoch auch stimmig, daß ein Körper, der nicht im Einklang ist, es sehr schwer hat, sich einen mitschwingenden Geist und eine glückliche Seele zu bewahren. Deswegen ist der erste Schritt zur Kräftigung des Immunsystems auf der körperlichen Ebene nötig, es sei denn, man hat bereits einen gesunden und kräftigen Körper. Die Herstellung der Ordnung in Körper, Seele und Geist wird erreicht, indem man den Menschen mit dem versorgt, was er im Allgemeinen und spezifisch für seine Person braucht.

Die richtige Ernährung ist dabei ein wichtiges Thema. Man sagt, daß „der Mensch das ist, was er ißt", was sicher sehr richtig ist, aber man sollte diese Aussage trotzdem genauer untersuchen. Was man über das, was man ißt, denkt und fühlt, ist eigentlich das, was man ist. Dabei haben die Emotionen einen viel stärkeren Einfluß als die Gedanken. Allein mit Mentalkraft läßt sich ein starkes Immunsystem nämlich nicht aufbauen und aufrecht erhalten. Starke Emotionen können es jederzeit im entscheidenden Moment außer Kraft setzen. Deswegen geben die Gefühle, die wir in Bezug auf unser Essen haben, unserem Immunsystem die nötige physische Stabilität und Harmonie. So können wir einem starken Ansturm von Emotionen widerstehen, zumindest lange genug aushalten, um durch eine Krise hindurchzukommen. Natürlich kann kein Immunsystem negativen Emotionen längere Zeit standhalten. Aber daran sollte man sowieso arbeiten, wenn man einen stabilen Schutz im Körper haben will. Der Körper braucht die Nahrungssubstanzen, die für eine gute Funktion der Organe und Konsistenz der Körperflüssigkeiten nötig sind. Er braucht die lebenswichtige Energie, die in frischem Obst, Gemüse, Sprossen, etc. enthalten ist. Aber es gibt kein universelles „Wundermittel", das einen gesund und kräftig macht, und kein festes Ernährungssystem, das für jeden gleichermaßen funktioniert. Tatsächlich hilft jedes System nur ein paar Menschen auf Dauer, anderen kurzzeitig und wieder anderen überhaupt nicht. Darum sollten wir herausfinden, was wir über unser Essen denken und ganz besonders fühlen. Wenn wir glauben, daß ein bestimmtes Nahrungsmittel schlecht für uns sei, wir es aber trotzdem gerne verzehren, dann können die Vorurteile auf Dauer die gute Beziehung zu dem Nahrungsmittel zerstören. Somit können die Stoffe, die im Essen oder Getränk enthalten sind und die der Körper braucht, nur begrenzt aufgenommen werden. Wenn wir aber der Meinung sind, etwas sei gut für uns, obwohl es uns nicht schmeckt und wir uns zwingen, es zu essen, dann werden wir uns nicht gut fühlen und dementsprechend wenig Nutzen von dem noch so „gesunden" Essen haben.

Der Mensch ist (ißt), was er fühlt.

Es gibt so viel Pro und Contra zu all den verschiedenen Ernährungsrichtlinien und -philosophien, daß es schwierig ist, in unser Herz zu gehen und zu spüren, was wirklich gut für uns ist. Wir sollten lernen zu unterscheiden, zu welchen Nahrungs- und Genußmitteln möglicherweise eine Abhängigkeit besteht, und wie wir unserer inneren Stimme, unserer Intuition, in der Auswahl der für uns optimalen geistigen und seelischen Nahrung vertrauen können. Wenn wir größere Mengen ungesunder Nahrung und Süßigkeiten zwanghaft konsumieren müssen, kann man schon von einer gewissen Abhängigkeit sprechen. Das andere Extrem liegt in der Konditionierung unseres Körpers auf den ausschließlichen Verzehr von ganz bestimmten Lebensmitteln wie z.B. Blattgemüse, Obst und Salat. Auch hierin kann eine gewisse Beschränkung und Abhängigkeit liegen. Unter besonderen Bedingungen, z.B. in der Wildnis, sollten wir auch über einen längeren Zeitraum mit Wurzeln, Blättern und Beeren aus dem Garten von Mutter Natur zurechtkommen können. Deswegen ist eine gesunde natürliche Nahrung etwas ganz anderes als die mit diesem Anspruch gekennzeichnete und etikettierte Fertigware. Es ist daher für uns äußerst wichtig zu wissen, welche Lebensmittel uns mit lebensnotwendigen Nährstoffen versorgen, welche uns nicht genügend nähren und uns berauben, so daß wir auch andere Vitamine, Spurenelemente und Nährstoffe nicht assimilieren können. Das einzige, was wir von dieser Nahrung haben, ist etwas Vergnügen.

Wir sollten wieder vom Herzen empfinden, was wir mögen, wozu wir eine gute Beziehung haben. Natürlich können wir auch neue Beziehungen aufbauen, wenn wir uns von Vorurteilen und negativen Gedanken befreien können.

Weiterhin sollten wir uns mit unserem individuellen Bedürfnis beschäftigen. Wir brauchen bestimmte Stoffe, damit unsere ganz spezifische Struktur besser funktionieren kann. Das kann von Zeit zu Zeit variieren. Das individuelle Bedürfnis ist etwas anderes als die allgemeinen Verlangen. Das ist etwas, was das Individuum besonders braucht, um auf der seelischen Ebene etwas Bestimmtes zu bewirken. Die Kunst glücklich zu sein hat den entscheidendsten Einfluß auf das harmonische Zusammenwirken aller inneren Organe. Wenn wir genau die richtige Menge von dem bekommen, was wir zum Leben brauchen, sind wir glücklich.

Was die körperlichen Übungen betrifft, so ist es nicht sehr wichtig, für welche wir uns entscheiden, sondern wie wir sie ausführen. Solange unser Körper aktiv bleibt und nicht überanstrengt wird, werden sie uns aufbauen und mit Energie versorgen.

Ganz einfache Atemübungen harmonisieren uns, indem sie das Gehirn und die Nerven beruhigen.

An dieser Stelle sei vor einer übertriebenen, zwanghaften Reinigung des Körpers gewarnt. Nichts reagiert harmonisch auf Gewalt. Die seelischen Ursachen, die für die Toxinbildung zuständig sind, werden davon in keiner Weise beeinflußt. Je harmonischer der Körper aufgebaut wird und das Zusammenarbeiten der inneren Organe abläuft, desto automatischer findet die Entgiftung statt. Wir zeigen im Folgenden die auf den Heilgesetzen beruhenden homöopathischen Möglichkeiten auf. Sie zeichnen sich durch ihre Effektivität, ihre Schnelligkeit, ihre Harmonie und ihre Dauerhaftigkeit aus.

Homöopathische Organaufbaumittel zur Stärkung des Immunsystems

Neben der individuellen homöopathischen Therapie, welche eine hochwirksame Methode darstellt, um Körper und Geist zu harmonisieren sowie unser Immunsystem zu stabilisieren, gibt es in der Homöopathie noch die spezielle Organaufbautherapie.

Diese kann in Kombination mit der speziellen individuellen Behandlung durchgeführt werden, aber auch unabhängig davon ganz für sich allein, obwohl natürlich der gemeinsame Einsatz den größten Erfolg verspricht.

Die fünf wichtigsten inneren Organe unseres Organismus – Herz, Leber, Niere, Milz und Lunge – wurden in alten Zeiten als die Träger der fünf Naturelemente bezeichnet. Sie haben ihre speziellen Funktionen, die alle sehr eng zusammenhängen. Sie wirken zusammen wie die Glieder einer Kette, deren jedes Teil einzigartig ist. Wenn ein Organ zu irgendeiner Zeit überlastet ist, muß es nach den Prinzipien der Homöopathie wieder aufgebaut werden. Diese Organaufbautherapie wirkt immer heilsam und harmonisierend auf das ganze System.

Durch den Wiederaufbau der inneren Organe erfährt das Immunsystem eine optimale Generalüberholung. Jeder von uns wird mit einer gewissen Schwäche bestimmter Organe geboren. Niemand verfügt über ein perfekt funktionierendes Organsystem. Das kann sich manchmal nur auf die energetische Ebene beziehen. Also schlummert der Same der Krankheit auch in den gesündesten Menschen, wird aber vielleicht niemals Wurzeln schlagen. Das Ziel der Homöopathie liegt darin, den Organismus zu kräftigen, die Krankheitssamen zu inaktivieren oder ganz aus dem System zu entfernen. Unsere ersten Bemühungen gelten nicht dem mehr oder weniger gesunden, sondern dem schwächsten Organ, denn das wird am meisten zur Disharmonie und Schwächung des Immunsystems beitragen.

Aber Vorsicht! Nicht voreilig ein gesundes Organ stärken, denn die Kräftigung eines gesunden Organs belastet das schwache Organ noch mehr, indem es unter noch größeren Druck gesetzt wird. Wir müssen herausfinden, wo die schwächste Stelle in unserem Körper liegt. Eine gründliche körperliche Untersuchung kann unter Umständen wenig brauchbare Resultate erzielen, da sich alle Dysfunktionen anfangs nur auf der funktionellen Ebene bewegen. Der Mensch kann aber trotzdem große körperliche Probleme haben, obwohl man keine Störung feststellen kann. Sobald sich in den inneren Organen Fehlfunktionen nachweisen lassen, befindet sich unser Immunsystem in einem wesentlich schlechteren Zustand. Man kann daher froh sein, solange auf der materiellen Ebene alles in Ordnung ist. Es gibt viele Möglichkeiten, um herauszufinden, welches Organ das schwächste oder am meisten belastetste ist. Um wirklich sicher zu gehen, ist es immer gut, einen Test zu wiederholen. Möglicherweise kann man aber auch auf alle Tests verzichten, wenn man feinfühlig ist und den eigenen Schwachpunkt spürt.

Es sind meist ganz einfache Unpäßlichkeiten, die im Organ empfunden werden, fast bedeutungslos: eine Schwere, ein Druck, ein Gefühl, daß etwas nicht ganz in Ordnung ist, ein dumpfer oder scharfer Schmerz. Das alles tritt entweder sporadisch oder häufiger auf. Das mag manchen zu wenig erscheinen, aber der Körper schreit erst laut, wenn die Krankheit anfängt richtig kritisch zu werden.

Wenn Sie für sich festgelegt haben, welches Organ Sie zuerst angehen wollen, müssen Sie herausfinden, welches von den hier aufgeführten Mitteln für dieses Organ am besten zu Ihnen paßt. Damit folgen Sie dem homöopathischen Prinzip, welches von Ihnen verlangt, daß Sie das ähnlichste Mittel finden. Glücklicherweise versorgt uns die Güte der Natur mit wenigen zentralen und leicht zu erkennenden Mitteln aus dem Pflanzenreich, um die Basisarbeit für das Immunsystem zu leisten. Unsere Methode basiert auf dem Grundsatz von Paracelsus, „Die Praxis sollte nicht von der Theorie geleitet werden, sondern, im Gegenteil, die Theorie muß der Praxis folgen.“ Allgemein herrscht der Glaube, daß die Heilkräuter bei schweren Krankheiten nicht viel bewirken können. Die Natur bietet uns aber hochwirksame Kräuter, welche einfach das Organ aufbauen und es heil machen, nur muß es nach richtigen Prinzipien erfolgen, so wie es empfohlen wird: Die äußere Leber, d.h. das Lebermittel, muß zur inneren Leber passen usw. Daher muß die innere Leber in ihrer Essenz z.B. eine Carduus-marianus-Leber-Natur sein, um von diesem Heilkraut Hilfe und Heilung zu erhalten. Dies ist die echte Wissenschaft der Medizin: Das passende Heilkraut muß aufgrund bestimmter Erfahrungswerte das Heilmittel beschreiben. Jahreszeitliche Beziehungen werden auch erwähnt, da eine gewisse Jahreszeit bei einer bestimmten Person plötzlich ein ganz anderes Mittel in Frage kommen lassen kann. Zusätzlich haben wir Ihnen im Folgenden einige wichtige Indikationen zusammengestellt.

Bitte beachten Sie, daß eine Person sich in irgendeinem Stadium des Wesens des Heilmittels befinden kann, vom positivsten zum richtig depressiven.

Sie werden es kaum erleben, daß alles, was hier über ein Mittel geschrieben steht, bei Ihnen auch vorhanden ist. Es soll stets die generelle Idee vermittelt werden, die passen soll. Jede Person befindet sich in ihrer ganz individuellen Entwicklungsphase, deshalb kann die Äußerung sehr unterschiedlich sein. Manchmal kann sogar nur eine Indikation der Schlüssel zum Mittel sein.

Sollte das Organ schon pathologisch verändert sein, wird das passende Mittel immer noch gut helfen, außer es ist von einem anderen Krankheitsprozeß überlagert. Wenn dies der Fall sein sollte, wird erst das momentan angezeigte Mittel eingesetzt, bevor das Basismittel angewendet wird.

Dosierung:
Die Organmittel werden von der Urtinktur bis zur Potenz D3 genommen. Je mehr jemand fühlt, daß sein Organ angeschlagen ist, d.h. je chronischer es geworden ist, um so niedriger ist die zu wählende Potenz. Es ist deswegen fast immer richtig, die Urtinktur eines Heilkrauts zu benutzen, da es sowohl auf der pathologischen als auch auf der

energetisch funktionellen Ebene wirkt. Manche Menschen erleben aber eine viel bessere Wirkung von potenzierten Mitteln, der Dl, D2 oder D3. Die richtige Potenz muß jeder für sich herausfinden. Es dauert aber nicht Tage und Wochen, bis man die Wirkung spürt. Man spürt sie bald, manchmal schon am selben Tag. Hat man innerhalb einer Woche keine Besserung bemerkt, dann sollte man nochmal alles überprüfen und entweder eine andere Potenz nehmen oder ein anderes Mittel. Es ist wichtig zu überprüfen, ob man das richtige Organ gewählt hat. Aber bevor Sie all dies machen, checken Sie bitte Ihr Allgemeinbefinden, Ihre Seele und Ihren Geist, um wirklich herauszufinden, ob Sie nicht irgendeine subtile Veränderung übersehen haben.

Folgende Kriterien können Ihnen dabei behilflich sein: Ihre geistige Einstellung zum Leben, Ihr seelisches Wohlbefinden, Ihre Träume, Ihre Körpervitalität usw.

- Normalerweise werden vom Organmittel dreimal täglich 5 bis 15 Tropfen in einem Glas Wasser eingenommen, und zwar etwa eine halbe Stunde vor den Mahlzeiten.
- Das erste Mal ist morgens nüchtern. Sollte man es vergessen haben, dann kann es auch kurz vor der Mahlzeit eingenommen werden. Dies ist ausnahmsweise in Ordnung, sollte aber nicht zur Gewohnheit werden.
- Menschen mit einer nicht so starken Vitalität sollten mit 5 Tropfen, in manchen Fällen mit noch weniger anfangen. Sollte sich die Vitalität schnell regenerieren, dann können sie langsam die Dosis erhöhen.
- Vitale Menschen können jegliche Anzahl bis zu 15 Tropfen nehmen, mit der sie sich wohl fühlen. Man kann immer reduzieren, sollte man sich überschätzt haben.

Ein Organ regeneriert sich normalerweise in etwa drei bis vier Wochen. Menschen mit verminderter Vitalität oder bei denen pathologische Prozesse eingesetzt haben, brauchen länger, manchmal mehrere Monate. Sollten neue beeinträchtigende Symptome auftreten, so verringern Sie einfach die Dosis. Das sind Heilreaktionen des Körpers;

der Körper ist damit beschäftigt, physische oder psychische Toxine verstärkt auszuscheiden.

Hilft das nicht genügend, die neuen Symptome zum Verschwinden zu bringen, dann gehen Sie zu einer höheren Dilution, z.B. von der Urtinktur zur D 1. Sollte alles nicht helfen, dann eine Zeitlang ganz aussetzen. Danach wieder das erste Mittel versuchen.

Sollten die Ausscheidungssymptome wiederkehren, so muß ein anderes Mittel gefunden werden. Findet sich immer noch eine Affinität zum ersten Mittel, dann können Sie später wieder zu ihm zurückkommen.

Die Lebermittel

Carduus marianus (Mariendistel)

Das Wesen

Carduus sind die Seelen, die viel in ihrem Leben getan haben, um anderen Gutes zukommen zu lassen. Aber als sie einmal selber Hilfe gebraucht haben, war das Leben nicht so großzügig mit ihnen, es verlangte mehr Vertrauen und Liebe von ihnen, als sie geben konnten. Bei diesen normalerweise fröhlichen Menschen könnte jetzt die Lebenslust etwas getrübt werden. Es schleicht sich eine Neigung ein, gegenüber den Dingen, die früher Freude bereitet haben, gleichgültig zu werden.

Indikationen

- Sommer, Spätsommer und Frühherbst
- Schwindel
- Leere im Magen, essen tut gut, aber er muß vorsichtig sein und aufpassen, daß er spärlich ißt
- Völlegefühl in der Lebergegend, welche druckempfindlich ist
- die Leber scheint auch die Lungen zu beeinträchtigen
- Abgespanntheit mit viel unkontrolliertem Gähnen
- unruhiger Schlaf mit vielen Träumen und häufigem Aufwachen

Chelidonium majus (Schöllkraut)

Das Wesen

Chelidonium hat eine hohe Position im Leben, nicht im weltlichen Sinne, aber im Sinne von einem Diener Gottes, dem einige verantwortungsvolle Aufgaben übergeben worden sind, welche er auszuführen hat, egal ob es anderen gefällt oder nicht. Wenn er nicht ruhig und majestätisch bleiben kann, dann verursacht der resultierende Ärger seinen Fall aus der Gnade. Es geht ihm dadurch sehr schlecht und er weiß nicht, wie er wieder die Gnade erlangen kann.

Indikationen

- ständiger Wetterwechsel kann Probleme bereiten
- ein stechender Schmerz in der Lebergegend
- die Leberschmerzen können sich zum Rücken erstrecken
- er mag nur sehr warmes Essen, welches ihm sehr wohl tut
- kaltes Essen ist unbehaglich und bekommt ihm häufig schlecht
- oft Verlangen nach heißen Getränken – kann sich sehr lethargisch und erschöpft durch die geringste Anstrengung fühlen

Hydrastis (Kanadische Gelbwurz)

Das Wesen

Der Hydrastis-Mensch kommt einem wie ein Engel vor, der seine Orientierung verloren hat. Es sieht so aus, als ob ihm alles in den Schoß gelegt wird, was er zum Leben braucht. Aber er kann aus dieser ganzen Fülle der Gaben keinen richtigen Nutzen ziehen, weil er sie nicht effizient nutzt. Er verschwendet seine Talente und so verliert er alles. Das kann deprimierende und unangenehme Charaktereigenschaften zum Vorschein bringen. Der vorher sehr beliebte Mensch wird nun wegen seiner Gehässigkeit gemieden. Aus dieser verzweifelten Lage findet er keinen Ausweg.

Indikationen

- kalte, trockene Wintertage machen ihn anfälliger für Krankheiten
- Dumpfheit oder dumpfe Schmerzen im Vorder- oder Hinterteil des Kopfes
- reichlicher zäher Schleim im Mund und Hals
- Milch bekommt ihm gut
- unruhiger Schlaf und ermüdende Träume
- wacht mit Rückenschmerzen auf
- müdes Gefühl im Kreuz und in den Gliedern

Dosierung: Dieses Mittel kann für manche Menschen, besonders die sensiblen, in der Urtinktur zu stark sein. In diesem Fall sollte es in der D2 genommen werden.

Crocus sativa (Safran)

Das Wesen

Wer dieses Mittel braucht, hat eigentlich keinen anderen Wunsch, als friedlich im Herzen Gottes zu leben, doch eines Tages wird aus freiem Willen der Entschluß gefaßt, die verlockenden Angebote der Welt zu kosten. Schnell überkommt sie Reue, doch die Crocus-Frau kann den Weg zurück zu ihrem Herzen nicht finden. Immer und immer wieder wird sie von trügerischen Bildern angelockt. Ihr Lachen verwandelt sich zu Tränen und dann bricht sie wieder in Lachen aus. Manchmal ist sie sehr entschlossen und versagt sich alle Lebensfreuden, zu anderen Zeiten ist sie weichherzig und begibt sich bereitwillig in alles. Sie ist wütend auf andere über den hohen Tribut, den die Sünden fordern, aber bald erkennt sie ihre Verrücktheit, und daß der Fehler bei ihr liegt. Nur leider hält die Buße nicht lange an.

Indikationen

- im Sommer und bei Neumond ist sie anfälliger für Krankheiten
- muß essen, kann nicht fasten

- Essen kann Übelkeit verursachen, welche an der frischen Luft besser wird
- stimmt immer ein Lied an, selbst im Schlaf

Die Milzmittel

Ceanothus americanus (Säckelblume)

Das Wesen

Der Mensch, dem dieses Mittel gut tut, ist in seinem Dienst für Gott stets ausdauernd und standhaft. Aber aufgrund einiger widriger Schicksalsschläge ist er immer weniger in der Lage, seine Pflichten zu erfüllen. Das bereitet ihm große Sorgen.

Wir müssen bedenken, daß jemand trotzdem voll im Dienst sein kann, denn die Beeinträchtigung läuft sehr langsam und subtil. Manchmal kann es plötzlich kommen und vermindert die Effizienz durch einen plötzlichen Zusammenbruch, aber es bleibt so und wird nicht schlimmer).

Indikationen

- große Verfrorenheit
- der Winter macht keine Freude mehr
- wenig Lebensfreude, vor allem im Winter
- Milzvergrößerung
- tiefsitzender Schmerz in der Milzgegend
- das Essen muß gut gewürzt sein
- starkes Verlangen nach sauren Sachen
- träumt von Schlangen oder Dieben
- nach dem Mittagessen Schmerz in der Lebergegend
- kann kein Gebäck mehr essen
- Wangen und Ohren sind heiß, mit kalten Fingern
- Wundheit hinter dem Brustbein

Scilla maritima (Meerzwiebel)

Das Wesen

Sie stand im Mittelpunkt jeglicher gesellschaftlicher Aktivität. Ihre attraktive Ausstrahlung zog viele Bewunderer in ihren Bann. Ihr Geist sprühte vor Lebendigkeit, niemals beleidigend, selbst wenn er der Wahrheit sehr nahe kam. Doch eines Tages können ihr all ihre Fähigkeiten und ihr Charme nicht helfen. Die Angst nimmt von ihrem Geist Besitz. Alles, was ihr am Ende bleibt, ist Angst und Verzweiflung.

Indikationen

- viel niesen, besonders morgens
- Schmerzen im Magen oder in der Milzgegend, besser beim Liegen auf der linken Seite
- Essen schmeckt bitter, besonders Brot
- Steifheit im Genick
- Wundheit in den Gelenkbeugen
- eine schmerzhafte drückende Schwere im Kopf, morgens beim Aufwachen
- feine Stiche an der linken Seite der Magengrube
- unwillkürlicher Harn oder Einkoten beim Husten oder Niesen
- Wundwerden zwischen den Beinen
- im Traum bzw. im Dämmerzustand fühlt sich der Körper geschwollen an
- schwarze Flecken auf den Zähnen

Succinum (Bernstein)

Das Wesen

Die Succinum-Frau kam mit offenen Armen und so viel Freude im Herzen, aber Menschen wie sie waren in dieser Welt voller Trübsal nicht willkommen. Ihre Lebensfreude konnte von dem begrenzten Geist der anderen nicht verstanden werden. Sie fühlt sich verloren in einer Welt, die keinen Sinn macht.

Gefangen in den Ketten dieser beschränkten Welt, ist jeder Schritt ein Kampf, um die Sehnsucht ihres Herzens zu stillen.

Indikationen

- empfindliche Haut
- Kloßgefühl im Hals
- Heuschnupfen
- Durchfallneigung
- leicht außer Atem
- kann sich kaum erheben beim Schwindel
- Ohrengeräusche bei Kopfschmerzen
- müde Augen
- schwankender Gang
- Müdigkeit mit unsicherem Gang
- kalt Waschen tut ihr gut

Rubia tinctoria (Färberröte)

Das Wesen

Diese Frau muß einen Lebensauftrag erfüllen: Es ist die Botschaft der Liebe.

Es geschieht ganz natürlich. Sie hat Freude daran, andere zu versorgen, sich um sie zu kümmern und übertrifft alle darin. Bis sich eines Tages der Gedanke in ihr einnistet: „Man sollte auch etwas für sich selbst machen!“

Indikationen
- kann die Nahrung nicht assimilieren
- Blässe
- Schwäche
- ist bereit alles zu machen, außer es geht ihr gegen den Strich
- leicht außer Atem

Die Nierenmittel

Terebenthina (Terpentinöl)

Das Wesen
Der Terebenthina-Mensch hat es auf sich genommen, die Leiden von vielen zu tragen. Er kann aber nicht alle Auswirkungen der Zerstörungswut der Menschen tragen. Irgendwann ist er überlastet und unfähig, sich von den Lasten anderer zu befreien. Er hatte so viel zu geben und nun ist er verbraucht! Ein unausgesprochener Groll erfüllt sein Herz.

Indikationen
- Druck über den Augen
- Urin vermindert
- häufiges Urinieren mit Schmerzen in den Därmen
- Urin riecht nach Veilchen
- Urin sieht wie Kaffee aus
- Druck in den Nieren im Sitzen, besser bei Bewegung
- muß viel essen, um sich bei Kräften zu halten
- manchmal Unwohlsein im Magen nach dem Essen, bzw. nach Überessen
- plötzliches Verlangen nach kräftig schmeckenden Kräutern

- mag gerne bittere Getränke
- große Schwere im Kopf
- das Völlegefühl drückt arg im Kopf
- starker Schwindel überrascht einen und ist gleich wieder vorbei
- Nabelgegend fühlt sich kalt und eingezogen an
- kurzatmig, als ob Lungen zu voll
- Muskeln so steif – kann sich nur langsam bewegen
- die Leichtigkeit fehlt, geht wie gekrümmt

Dosierung: Es ist besser, das Mittel ab der D2 einzunehmen. Die Urtinktur ist ohne richtige Zubereitung zu stark. Legen Sie das Terpentinöl offen in einem blauen oder weißen Glas in die Sonne. 3 bis 5 Tropfen, manche vertragen mehr – gut, auf etwas Zucker.

Phaseolus (Buschbohne)

Das Wesen

Er weiß, daß die Essenz des Lebens im Handeln liegt. Aber es ist nicht die alltägliche Handlung, über die der Phaseolus-Mensch spricht. Er spricht über ein Leben, das über die normalen Erwartungen hinausgeht und sogar noch weiter als das. Das erfordert einen außerordentlich starken Mut und Glauben. Dabei ist nur zu bedenken, daß ein starker Körper langsam aufgebaut wird und niemals über die Grenzen hinausgegangen werden soll. Ungeduld zerstört alles, wonach man strebt.

Indikationen

- heftige Kopfschmerzen, als ob etwas stark gegen die Schläfen drückt
- Augäpfel berührungsempfindlich wie von einem Windhauch
- wundes Gefühl in der Magengrube bei Berührung
- Schwacher, unregelmäßiger Herzschlag mit kurzen Aussetzern

Möglichkeiten des Verabreichens:

– Bohnentee: getrocknete Wachsbohnenschoten mit den Bohnen als Tee aufkochen

- *Bohnensprossen essen*
- *Phaseolus D3 bis D4 einnehmen*
  Wenn der Tee oder die homöopathische Potenz Kopfschmerzen oder Herzsymptome auslöst, die Dosis reduzieren oder das Mittel eine Zeitlang aussetzen

Sabal serrulata (Zwergpalme)

Das Wesen
Hier geht es um das Sprichwort, daß die erste und wichtigste Pflicht gegenüber sich selbst zu erfüllen ist, denn die Schwachen sind für die anderen eine Belastung. Nur ein starker, gesunder Geist und Körper verleiht einem die Fähigkeit, diese Pflichten zu erfüllen. Dafür ist es notwendig, einige Zeit mit sich allein zu verbringen und für sich selbst Zeit zu nehmen, bevor man sich den Anforderungen des Tages stellt. Doch ihre Reizbarkeit und Ungeduld lassen sie vergessen, daß ein paar Minuten der Ruhe und Kontemplation ihre Energien auf wundersame Weise erneuern. Langsam verlieren sie ihre Vitalität. Wenn es ihnen nicht gut geht, möchten sie alleine sein, der Trost von anderen macht sie ärgerlich.

Indikationen
- scharf, stechende, die Stelle wechselnde Kopfschmerzen
- der obere Teil des Genicks und der Kopfansatz sind gereizt und schmerzen
- zusammenziehendes Gefühl im Gehirn
- Reizung der Nierengegend, dabei heftige Kopfschmerzen mit Schwindel und getrübter Sicht
- tiefsitzende Schmerzen im unteren Teil des Rückens
- liebt Milch

Dosierung: Wenn die Urtinktur einen Menschen gekräftigt hat, aber dann eventuell Kopfschmerzen auftreten, mit der D 1 oder höher fortfahren.

Die Lungenmittel

Phellandrium (Wasserfenchel)

Das Wesen
Dieser Zustand spiegelt das Motto wider. „Hüte dich vor Dummheit“. Der Mensch, der Phellandrium braucht, ist ein tiefgründig meditativer Mensch. Was bedeutet also Dummheit? Es ist die feine Gratwanderung zwischen kontrollierter Freude und zügelloser Ausgelassenheit. Wann geschah der Wechsel von der einen auf die andere Seite? Als die Arroganz über seine Siege im Leben die Oberhand gewann.

Indikationen
- Verwirrung im Kopf wie durch eine Vergiftung
- ein Gewicht im Nacken zieht seinen Kopf nach hinten
- Kopfschmerzen verschwinden an der frischen Luft und beim Essen
- Trockenheit der Augen mit schießenden, brennenden Schmerzen
- trinkt große Mengen Milch als Durstlöscher
- Heiserkeit und Rauheit im Hals
- Kurzatmigkeit, besonders beim Gehen
- fühlt sich besser beim Gehen, besonders an der frischen Luft
- überwältigende Müdigkeit, könnte im Stehen einschlafen

Eriodictyon glutinosum (Yerba santa)

Das Wesen
Dieser Charakter hat auf seinen Reisen viel Schreckliches erlebt. Ohne diesen Einfluß wäre der Mensch in einer besseren Verfassung.
Die unberührte Natur ist wunderschön, genau der richtige Platz, um den Geist wieder mit guten Energien aufzuladen. Aber niemals genug,

um die herunterziehenden Auswirkungen der Sturheit des Menschen abzuwehren. Sturheit ist seine Schwäche. Und seine Sturheit schlägt umso stärker auf ihn zurück.

Indikationen

- intensiver, dumpfer, starker Schmerz im Hinterkopf und über den Augen
- Kopfdruck nach außen, hauptsächlich nach oben vom Hinterkopf
- langanhaltende Erkältungen mit Schwindel
- schlechter Mundgeschmack morgens beim Aufwachen
- brennendes Gefühl im oberen Teil des Rachens
- großer Appetit

Pix liquida (Harzöl von Nadelbäumen)

Das Wesen

Oh, wie die Pinie das Lied der Lebensfreude singt wie eine Fee in den Wäldern! Wenn alles Leben in seiner Herrlichkeit bleiben könnte, so wie es jetzt ist! Aber der Mensch greift gewaltsam in das Wunderwerk der Natur ein und mißbraucht es.

„Hätte ich niemals die Reiche der Wünsche meines Herzens verlassen, wäre ich immer so unschuldig geblieben, wie ich es früher mal war?“, fragt sich Pixi.

Wer kann diese Fragen beantworten? Kann die Unschuld der Jugend niemals wieder erlangt werden? Pixi verläßt ihr Zuhause, um ihre Reise in die Welt anzutreten, dabei sehnt sie sich immer nach dem schönen Zuhause ihrer Kindheit, ohne jemals wieder dorthin zurückkehren zu wollen.

Indikationen

- ein Gefühl auf dem Scheitel, weit weg zu sein wie im Traum. Gefühl der Völle

- sehr aktiv, sehr einfallsreich, sehr hilfsbereit
- süchtig nach den Lastern der Welt, aber niemand nimmt es ihr übel. Dies scheint wie ein ganz natürlicher und liebenswerter, sympathischer Charakterzug von ihr zu sein. Ohne diese Schwäche wäre sie zu rein, um wahr zu sein.
- Schmerz im Magen, unbeschreiblich und ohne Ursache
- Schmerz in der Mitte des oberen Teils der Brust
- manchmal sehr erschöpft

Dosierung: D1 und höher

Die Herzmittel

Digitalis purpurea (Fingerhut)

Das Wesen

Digitalis verließ die Mysterienschule mit höchsten Auszeichnungen. Seine Doktorarbeit mit dem Titel „Liebe ein Mysterium“ wurde hochgelobt. Sein Herz fließt über vor Liebe. Wenn jemand Hilfe braucht, würde er alles für ihn tun, selbst Sachen tun, die er normalerweise vermeiden würde, und trotzdem käme alles aus reinem Herzen. Liebe, die nicht differenziert, verleitet, und das hat ihn verführt. Das war das Ende der Liebe, nur das Versprechen blieb zurück. Nun lebt er in diesem Rätsel.

Indikationen

- das Herz schlägt langsam, aber die leichteste Anstrengung verstärkt den Herzschlag
- Dumpfheit im Kopf, kann nicht lange denken
- Druck in der Stirn durch geistige Arbeit
- Wehtun der Augen, wird stärker, wenn er die Hand auf die Augen legt

- blasses Gesicht mit leicht bläulichem Ton
- großer Durst auf saure oder bittere Getränke
- solange er nicht ißt, fühlt er sich gut
- nur bittere Sachen schmecken ihm
  (Diese letzten beiden Symptome können in sehr abgeschwächter Form vorkommen)
- Heiserkeit und Erkältungssymptome am Morgen
- wundes Gefühl in der Brust
- ziehender Schmerz im Rücken und in den Lenden, als ob er sich verkühlt hätte
- Digitalis ist nicht angezeigt, wenn das Herz in der Ruhe schneller schlägt

Dosierung:
Verwenden Sie die D1 – D3 oder stellen Sie sich selber einen Dekokt her, indem Sie 5 – 6 Blätter in einem Liter Wasser kochen, bis die Hälfte verkocht ist. Beginnen Sie mit einem Teelöffel am Tag, steigern Sie die Dosis nur, wenn Sie sich sehr gut damit fühlen.

Convalaria majalis (Maiglöckchen)

Das Wesen
Convalaria war ein Gentleman, der sich um das Wohl aller sorgte. Alle mochten ihn wegen seiner gepflegten Manieren. Auf allen gesellschaftlichen Veranstaltungen war er wegen seiner Schlagfertigkeit und seinen humorvollen Anekdoten ein äußerst gern gesehener Gast. Doch dann versetzte ihm das Schicksal einen schweren Schlag.

Seitdem ist er launisch und kann sich nicht mehr konzentrieren. Sein Gehirn fühlt sich dumpf an und hindert ihn am Denken. Das macht ihn in der Gesellschaft reizbar, die er früher mit seinen Späßen unterhalten hat; aber nun ist er nicht mehr dazu fähig.

Indikationen

- Dumpfe, heftige Schmerzen auf dem Scheitel, die an der frischen Luft besser werden
- fühlt sich gewöhnlich besser an der frischen Luft und schlechter im warmen Raum
- Gesicht und Lippen wund
- wundes Gefühl im Unterbauch
- Herzflattern bei Körperübungen
- Erröten durch leichteste Anstrengung
- Schmerzen wie von einem Schlag im Rücken

Crataegus oxyacantha (Weißdorn)

Das Wesen

Dieser Mensch ist mit einem großen Herzen gesegnet. Für das Wohlergehen seiner Mitmenschen würde er alles machen. Er nimmt die beschwerlichsten Fahrten auf sich, um für die kranke Mutter ein paar Kräuter zu besorgen. Jeden Tag arbeitet er hart, um die Familie glücklich zu machen und gut zu versorgen. Seine eigenen Bedürfnisse steckt er zu Gunsten der anderen zurück, die anderen sind ihm immer wichtiger. Er ist anfangs ein bodenständiger, langsamer, Schritt für Schritt vorangehender Mensch, aber irgendwann tendiert er dazu, schnell und flüchtig zu arbeiten. Eine gewisse Melancholie setzt ein, und wo er es sich erlauben kann, läßt er nun seinen Unmut raus.

Indikationen

- die geringste Anstrengung belastet sein Herz und zwingt ihn, sich lange auszuruhen
- Blutandrang zum Kopf mit Verwirrtheit
- ängstlicher Ausdruck
- Verdauungsschwäche und nervöse Schwäche mit Herzsymptomen
- starke Kurzatmigkeit durch geringste Anstrengung
- Schmerzen unter dem linken Schlüsselbein

Die Gehirnmittel

Manchmal übt das Gehirn eine so starke Kontrolle aus, daß sich die Organe nicht erholen können. Die Wirkung der Organmittel ist dann entweder zu schwach oder gar nicht vorhanden. In diesem Fall ist es notwendig, den Druck des Gehirns durch eines der folgenden sieben Metalle aufzulösen:

Gold, wenn Sie das Gefühl haben, das Licht Ihres Herzens wird zu stark von Ihrem Kopf dominiert.
Silber, wenn Sie das Gefühl haben, Ihre Verbindung zu sich selbst wird unterdrückt.
Kupfer, wenn Sie zu verkrampft sind.
Eisen, wenn Sie zu sehr kämpfen, um zu überleben. ***Zinn,*** wenn Sie sich zu sehr behaupten.
Blei, wenn Sie es zulassen, daß die materiellen Werte die geistigen Werte herabsetzen.
Natrium, wenn Sie Ihre Herzenswünsche zu sehr rationalisieren. Natrium kommt in der Natur nicht allein vor. Es gibt in der Homöopathie eine ganze Reihe von Natriumverbindungen, aber für unseren Zweck ist Natrium nitricum am besten, und zwar in der D2.

Dosierung: Die besten Potenzen sind die D5 – D6.
Zweimal täglich werden entweder zwei Tabletten oder fünf Tropfen auf eine Tasse Wasser eingenommen.

Homöopathie als Schutzmöglichkeit vor Infektionskrankheiten

Die homöopathische Prophylaxe hat sich in mehr als 200-jähriger Erfahrung als sehr effektiv erwiesen. Neben ihrer Zuverlässigkeit hat sie außerdem keine schädlichen Nebenwirkungen. Ganz im Gegenteil, viele, die sie über Jahre benutzt haben, erzählen von einem viel besseren Allgemeinbefinden. Sie fühlen sich stabiler und gesünder.

Die Methode der Doppelgabe

Diese empfehlen wir seit etwa 1986 für die Prophylaxe von Infektionskrankheiten. Sie ist äußerst effektiv. Bei dieser Methode werden zwei Gaben innerhalb von fünf Minuten gegeben (siehe „Reiseratgeber" und Ratgeber „Die homöopathische Prophylaxe"). Aber im Falle von biologischen Waffen müssen wir auch andere Vorschläge in Betracht ziehen. Wir haben es hier nicht mit einem normalen Zustand zu tun, wo Krankheiten in ihrer natürlichen Form existieren und wir ihnen zufällig ausgesetzt sind, sondern wir sind hier mit Krankheiten konfrontiert, die künstlich erschaffen wurden und deren Erreger in möglichst großen Mengen verbreitet werden. Künstlich erschaffene Bakterien können als gefährliche oder gar tödliche Waffen mißbraucht werden. Aller Wahrscheinlichkeit nach müssen wir mit sehr großen Mengen höchst gefährlicher Bakterien rechnen. Wir müssen also in unserem Körper ein sehr hohes Niveau der Immunität aufbauen.

Die Methode der sukzessiven Gabe

Seit 1994 haben wir auch Erfahrung darin, wie man mit der weiter unten beschriebenen Methode der sukzessiven Gaben eine effektivere und länger andauernde Immunität erlangen kann. Die bisherigen Resultate haben sich als ausgezeichnet erwiesen und uns sehr zufrieden gestellt. Diese ist in einer Hinsicht nicht neu. Sie wird von Homöopathen seit über 150 Jahren während Epidemien eingesetzt.

Unser Ansatz besteht darin, schon Wochen, Monate oder Jahre vorher eine Immunität gezielt gegen eine bestimmte Krankheit aufzubauen. Deswegen sind wir sicher, daß die Bedrohung durch Biowaffen sehr effektiv mit den homöopathischen Möglichkeiten abgewendet werden kann.

Die Erfahrung hat gezeigt, daß einer der wichtigsten Aspekte der homöopathischen Prophylaxe die Verwendung von Nosoden ist. Wenn manche hören, daß die Nosoden aus Krankheitsprodukten hergestellt werden, kommen ganz automatisch Widerstände auf, obwohl in der Nosode von der Krankheit durch die homöopathische Art der Zubereitung fast keine Substanz mehr enthalten ist. Ohne zu zögern nimmt der Mensch hingegen konzentrierte Krankheitsstoffe an, nämlich die Impfstoffe – einmal abgesehen von den ganzen anderen Giftstoffen, den Zusatzstoffen, die in den Impfstoffen enthalten sind.

Viele glauben nicht an die Wirksamkeit der homöopathischen Potenzen, weil keine Substanz in ihnen enthalten ist. Dabei beachten sie die Energie nicht, die in den Mitteln enthalten ist. Sie sind fest davon überzeugt, daß nur Substanz heilen kann, aber das hält sie nicht davon ab, an die Allmacht Gottes zu glauben. Gott ist sicher nicht materiell. Aber an homöopathische Mittel, welche keine Substanz enthalten, sondern nur aus Energie bestehen, können viele Menschen nicht glauben. Anders verhält sich die Sache bei denen, die nicht an Gott glauben. Für diese Menschen sind alle Geschehnisse rein materielle Vorgänge.

Die Wissenschaft kommt der immateriellen Quelle aller Materie immer näher, auch wenn sie es nicht erklären kann. Unwissenheit oder auch Ignoranz hält das Betreffende, sei es ein homöopathisches Mittel oder Gott, nicht davon ab, das zu sein, was es ist.

Überprüfung der Wirksamkeit der Methode

Es gibt eine Anzahl von Möglichkeiten, um herauszufinden, ob der Schutz durch Nosoden gewährleistet ist. Die langwierigste und zeitintensivste Prozedur besteht darin, die beteiligten Personen über Jahre zu beobachten, ob sie immun bleiben. Hierbei muß genau untersucht werden, wie oft der dermaßen Geschützte in Kontakt mit der Krankheit gekommen ist. Deshalb kann man bei manchen Krankheiten nicht mit Sicherheit feststellen, ob der homöopathische Schutz erfolgreich war, wenn die Person niemals einer Ansteckungsmöglichkeit ausgesetzt war.

Bei den jahreszeitbedingten Infektionskrankheiten oder den Kinderkrankheiten gibt es viel bessere Überprüfungsmöglichkeiten.

Auch Menschen, die viel reisen und der Ansteckungsgefahr durch tropische Krankheiten stark ausgesetzt werden, können die Effizienz der homöopathischen Prophylaxe besser beurteilen. Viele haben unsere Hypothese, daß diese Methode hochwirksam ist, bestätigen können. Außerdem haben Tropenreisende gute Vergleichsmöglichkeiten zu ihren früheren Reisen ohne homöopathische Begleitung. Seitdem sie regelmäßig die homöopathischen Prophylaxemöglichkeiten anwenden, sind sie nicht nur vor den speziellen Krankheiten geschützt, sondern auch ihre allgemeine Gesundheitslage hat sich wesentlich gebessert. (Mehr zu diesem Thema finden Sie in unserem „Homöopathischen Ratgeber – Reisen".)

Ein anderes Kriterium für die Wirksamkeit der homöopathischen Prophylaxe ist die Veränderung der Betreffenden auf der Ebene seines Gefühls, seines körperlichen Zustandes und seines seelischen Befindens ins Positive. Das unterschwellige pathologische Muster verwandelt sich nämlich dadurch ins Positive, wodurch sich die ganze Einstellung in Bezug auf diese Krankheit verändert. Vertrauen ersetzt jetzt Furcht und Sorgen.

Wir dürfen nicht vergessen, daß die Homöopathie eine Wissenschaft für sich ist. Jede Wissenschaft hat ihre eigenen Prinzipien, Methoden und Regeln, um ihre Ergebnisse zu überprüfen. Die spezifischen Methoden einer bestimmten Wissenschaft können nicht für eine andere benutzt werden. Es mögen einige Übereinstimmungen vorhanden sein, aber das ist alles. Aus diesem Grund hat die Homöopathie ihre eigenen Methoden, und alle, welche die Homöopathie befolgen und sie nutzen wollen, müssen ihre Methoden und Regeln annehmen.

Auch Pasteur mag gesagt haben, daß das Terrain oder der Nährboden der wichtigste Faktor ist und nicht der Erreger. Diese Aussage hat tiefergehende Auswirkungen, als auf den ersten Blick offensichtlich ist. Die Homöopathen hatten sich mit diesem Thema schon ein Jahrhundert befaßt, bevor Pasteur auf der Bildfläche erschien. Notieren wir hier, daß Pasteur mit der Homöopathie nicht unvertraut war. Dennoch handelte er nie seiner obigen Aussage entsprechend. Seine Vorstellung von Terrain bezog sich nämlich nur auf das chemische Milieu im Körper. Die gesamte moderne Medizin, welche weitläufig auf den Forschungen und Theorien Pasteurs aufgebaut ist, hat nur deswegen den Krankheitserreger an die vorderste Stelle gestellt, weil Pasteur genau das tat.

Die Handlung des Homöopathen basiert auf dem Prinzip, daß eine Krankheit nur dann in einer Person Ausdruck finden kann, wenn sie in dieser Person gewissermaßen schon existiert. Dieser Gedanke entstammt dem Gesetz, daß Ähnliches Ähnliches anzieht. Das bedeutet nicht, daß die Krankheit bereits in der Person existiert, sondern nur, daß die Essenz der Krankheit präsent ist. Sollte diese Essenz aus irgendeinem Grund aktiviert werden, dann wird der Erreger nahrhaften Boden für sein Aufblühen finden. Und die Angst vor einer Krankheit wird sie sicherlich auch noch mit aktivieren, wenn sie stark genug ist. Der generelle Zustand des Immunsystems wird entweder in der Lage sein, jede Aktivierung, die stattfinden könnte, abzuwehren, oder ihr zu unterliegen, wenn der Zustand nicht stark genug ist.

Der Homöopath, der die Natur dieser ansteckenden Krankheiten auf der geistigen, körperlichen und seelischen Ebene erforscht hat, weiß, wie sie auf jeder Ebene aussehen, d.h. er kennt ihre Zeichen und Symptome. Deshalb kann er, wenn die Nosode gegeben wird, genau sehen, was auf jeder Ebene passiert, und er kann dadurch die positiven Effekte der Nosode ermitteln, was zugleich in gewisser Weise auch ein Maß für die Immunität ist.

Die Methode der sukzessiven Gaben von Nosoden

Die Methode besteht darin, die Nosode in bestimmten Abständen über einen längeren Zeitraum zu wiederholen. Ein Zeitraum von mindestens drei bis maximal sechs Wochen hat sich als sehr vielversprechend herausgestellt. Die Prophylaxe darf, genauso wie die herkömmliche Impfung, nur dann durchgeführt werden, wenn der Mensch körperlich und geistig frei von akuter Erkrankung ist

Ein Weg, diese Methode durchzuführen, ist, eine gut geprüfte Potenz zu benutzen. In unserem Fall wurde generell die LM 30 Potenz benutzt, welche der späteren Entwicklung der Homöopathie entstammt. Es wurde auch die entsprechende C 200 Potenz angewendet. Nur wenn weder die LM- noch die C-Potenz vorhanden war, benutzten wir die D-Potenz. In dem Fall war es die D 200.

Die Nosode wurde in einer der erwähnten Potenzen verabreicht, in den meisten Fällen jeden dritten Tag. Der Abstand ist eine individuelle Frage und höchstwahrscheinlich müssen wir in unserem Fall in Anbetracht der Biowaffen so schnell wie möglich handeln. Das heißt, in der Lage zu sein, so oft wie möglich zu wiederholen.

Die Regel lautet: Je mehr Lebenskraft man hat und je gesünder man ist, umso häufiger kann man das Mittel nehmen, z.B. einmal oder sogar zweimal täglich. Das heißt, man kann die Prophylaxe innerhalb von zwei bis drei Wochen durchmachen und sich damit vollkommen schützen. Es gibt einige Menschen, die sogar zwei Nosoden zugleich nehmen können, eine am Morgen, die andere am Abend oder täglich abwechselnd. Diejenigen mit weniger Lebenskraft, deren Gesundheit nicht auf dem höchstem Stand ist, sollten sie nicht so häufig nehmen, nur jeden zweiten bis vierten Tag. Manche sehr sensible Menschen brauchen sie nur einmal pro Woche einzunehmen.

Es gibt einen weiteren Punkt, der theoretisch weitreichende Möglichkeiten bietet, d.h. die Immunität ist dann von noch höherer Qualität. Immunität wird oft quantitativ betrachtet, aber die Qualität ist um vieles wichtiger. Dies kann erreicht werden, indem man stetig steigende Potenzen zu sich nimmt.

Beginnen Sie mit der D, C oder LM 6 und nehmen Sie sie für eine Woche, dann fahren Sie mit der D, C oder LM 30 in der zweiten Woche fort und in der dritten mit der D, C 200 oder LM 60. Dies gilt jedoch nur für die Anwender, welche die Prophylaxe alle 1–2 Tage einnehmen. Wer die Prophylaxe nur jeden dritten oder vierten Tag nimmt, sollte darum nur alle 2 Wochen die Potenz erhöhen. Die Prophylaxe wird sich dann über 6 Wochen hinziehen. Sie sollten ungefähr je ein bis fünf Tropfen oder Globuli nehmen.

Die Globuli können direkt auf die Zunge gegeben werden. Die Tropfen werden allgemein mit einem Löffel Wasser genommen. Hier gilt das gleiche wie bei der Wiederholung: weniger Tropfen für weniger Kräftige.

Zuletzt muß darauf aufmerksam gemacht werden, daß, selbst wenn alle Vorsichtsmaßnahmen getroffen sind, jemand aus dem einen oder anderen Grund überschießend reagieren kann. Es können also ganz leichte, aber bemerkbare Symptome auftreten. Eine Überreaktion ist in keiner Weise gefährlich, verlangt aber Aufmerksamkeit. In diesem Fall wartet man nach dem Abebben der Reaktion noch ein paar Tage ab, um zu sehen, wie lange sie anhält und was passiert. Es können zwei Reaktionsabläufe auftreten. Wenn die Reaktion heftig ist und mehr als einen Tag andauert, dann ist die Nosode nicht mehr länger notwendig.

Der Körper hat stark genug reagiert, um den Prozeß selber weiterzuführen. Sollte die Reaktion nach kurzer Zeit wieder nachlassen, dann kann man fortfahren, reduziert jedoch die Menge an Tropfen oder Globuli und, wenn notwendig, verdünnt sie so stark mit einem Glas Wasser, bis die Symptome nicht mehr auftreten. Manchmal muß man die Menge auf ein paar Tropfen aus dem Glas Wasser reduzieren. Wenn all dies nicht vollkommen hilft, dann kann man den Abstand erhöhen. Sie brauchen sich keine Sorgen wegen solch leichter Überreaktionen zu machen, auch wenn es optimal ist, wenn sie nicht stattfinden.

Wenn Sie wollen, können Sie all die positiven Veränderungen in Ihrem Geist, Ihrer Seele und Ihrem Körper notieren. Das wird Ihnen ein gutes Gefühl geben. Wir würden uns auch sehr freuen, wenn Sie Ihre Erfahrung mit uns teilen würden.

Zusammenfassung der Prophylaxe mit Nosoden

1. Wählen Sie ein Prophylaktikum oder mehrere.
2. Wählen Sie die Potenz – LM 30 oder C 200 oder D 200.
3. Entscheiden Sie sich für eine bestimmte Menge Tropfen oder Globuli.
4. Entscheiden Sie sich für den Abstand der Wiederholung. Ein oder zweimal täglich oder nur einmal alle vier Tage.
5. Wenn Sie die Nosode jeden Tag oder jeden zweiten Tag nehmen, dann können Sie nach einiger Zeit die Potenzen erhöhen.
6. Bei einer Überreaktion verringern Sie die Dosis oder hören ganz auf.
7. Wenn Sie LM-Potenzen benutzen, dann versetzen Sie bitte der Flasche vor jeder Einnahme zehn Schüttelschläge. Schlagen Sie die Flasche auf die Handfläche der freien Hand.

Zu beachten: Bei Punkt 3 und 4 sollten Sie sich bei der Selbsteinschätzung nicht übernehmen und so Überreaktionen meiden. In diesem Fall siehe Punkt 6.

Die wichtigsten Biowaffen

Im Folgenden werden wir die wichtigsten Waffen bzw. ansteckenden Krankheiten der biologischen Kriegsführung besprechen. Was die potenzielle Gefahr ist, welche spezifischen homöopathischen Prophylaxemittel davor schützen, ihre Pathogenese, allgemeine Maßnahmen und die homöopathische Behandlung.

Milzbrand (Anthrax)

Die Ansteckungsgefahr

Die Milzbranderkrankung ist zwar sehr gefährlich, jedoch kann der Erreger von Anthrax kaum in den Mengen eingesetzt werden, die nötig sind, um die Krankheit auszulösen. Diese Biowaffe kann, laut den Experten, keine große Epidemie auslösen. Denn es müssen mindestens 8.000 bis 50.000 Sporen in den Körper gelangen, und zwar über die Atemwege, um die Krankheit auszulösen. Eine Infizierung kann also nur durch einen direkten und massiven Anschlag auf die Atmungsorgane stattfinden. Ferner schweben die Sporen nicht lange in der Luft. Sie fallen schnell auf den Boden, von dort werden sie durch Wind etc. verwirbelt, so daß eine solch große Konzentration nur anfangs ganz kurz vorkommen kann. Außerdem ist die Herstellung sehr aufwendig und sehr teuer. Eine großflächige Verseuchung z.B. mittels Flugzeugen ist zwar vorstellbar, gilt aber als außerordentlich schwierig.

Übertragungen von Mensch zu Mensch sind nicht möglich, weswegen eine großflächige Epidemie so gut wie ausgeschlossen ist. Es können jedoch einzelne Fälle auftreten, deswegen sollten wir die homöopathischen Schutzmöglichkeit kennen.

Geschichtliches

Das Militär hat schon frühzeitig angefangen, mit Milzbrand als biologischer Waffe zu experimentieren. Die schottische Insel Gruinard war mit dem Erreger so verseucht, daß auch nach über 50 Jahren das Betreten lebensgefährlich und daher strikt verboten war. Erst 1986 wurde die Insel wieder freigegeben. Hier wurden im 2. Weltkrieg von den Briten entsprechende Versuche mit dem Milzbranderreger vorgenommen. Heutzutage besitzen eine Reihe von Staaten Milzbranderreger als Kampfmittel. Experten sagen, daß die Verbreitung über das Trinkwassersystem einer Großstadt praktisch kaum möglich ist, da die Sporen zum Boden sinken und verklumpen. Die Verbreitung über Klimaanlagen ist vorstellbar. Eine großflächige Verseuchung z.B. mittels Flugzeugen ist zwar vorstellbar, gilt aber als außerordentlich schwierig.

Tatsache ist, daß nach dem 11. September 2001 in den USA kontaminierte Briefe aufgetaucht sind. Die Briefe sind eher als Einschüchterungsversuche aufzufassen, da sie nur wenige Menschen erreichen konnten. Diese Anschläge auf unliebsame Personen oder Gesellschaften sind in den USA nichts Neues, nur sind sie niemals zuvor so stark in den Mittelpunkt des öffentlichen Interesses gerückt worden.

Die Sterblichkeitsrate unter allopathischer und homöopathischer Behandlung

Lungen- und Darmmilzbrand verlaufen ohne oder bei verspäteter Therapie meist innerhalb von 2–3 Tagen tödlich. Beim Hautmilzbrand können unbehandelt 5–20% der Patienten sterben. Diese Zahlen gelten allerdings nur für die schulmedizinische Behandlung. Die homöopathische Prognose sieht hoffnungsvoller aus, wie die Statistik zeigt.

Überraschendes Ergebnis für einen Kritiker der Homöopathie

Im Jahre 1852 veröffentlichte Dr. Routh, der sich als Gegner der Homöopathie bezeichnet, eine Reihe von Statistiken über Homöopathie in seinem Buch „Fallacies of Homoeopathy“ (Fehler der Homöopathie). Zu diesem Zweck verwendete er 32.655 homöopathische Fälle sowie die gleiche Anzahl allopathischer Fälle aus verschiedenen Krankenhäusern. Das Ergebnis war selbst für ihn verblüffend, aber eindeutig.

Tote in Prozent bei homöopathischer Behandlung

	Behandlung Homöopathie	Behandlung Allopathie
Lungenentzündung	5,7	24,0
Rippenfellentzündung	3,0	13,0
Bauchfellentzündung	4,0	13,0
Dysenterie	3,0	22,0
Durchschnittl.Todesrate	3,9	18,0

Durchschnittliche Dauer der Lungenentzündung mit homöopathischer Behandlung: 11,7 Tage
Mit allopathischer Behandlung: 29 Tage

Prophylaxe, Impfungen

Die herkömmliche Prophylaxe besteht in der Vermeidung des Kontaktes mit erkrankten Tieren und ihren Produkten. Wollarbeiter, die am meisten gefährdet sind, atmen nur bis zu 700 Sporen in der Stunde ein. Erkrankungen sind im allgemeinen höchst selten. Gegen die Inhalation des Erregers, der z.B. zum Lungenmilzbrand führt, kann man sich mit einer Mund-Nasen-Schutzmaske recht gut wappnen. Diese Masken haben eine Porengröße von 600 Nanometern, wohingegen die Sporen im ungünstigsten Fall in einer Größe von 1–5 Nanometern vorliegen. Der Milzbrand der Haut wird über kleine Wunden übertragen. Er ist am einfachsten zu heilen.

Milzbrand ist meldepflichtig. Die Meldepflicht erstreckt sich auf die Meldung des Krankheitsverdachtes, der Erkrankung selbst sowie den Tod durch Milzbrand. Falls ein verdächtiger, mit Pulver gefüllter Brief auftaucht, rät das Robert-Koch-Institut in Berlin: Das Pulver nicht einatmen, nicht anfassen, nicht verschlucken und die Polizei und Feuerwehr benachrichtigen.

Louis Pasteur soll angeblich 1881 in dem berühmten Feldversuch von Pouilly-Le-Fort die Wirksamkeit eines Impfstoffes, der aus inaktivierten Bakterien bestand, an Tieren nachgewiesen haben. Ein zugelassener Impfstoff existiert wegen zahlreicher Nebenwirkungen und unkalkulierbarer Risiken weltweit jedoch nicht. Besonders gefährdete Soldaten der US-Streitkräfte werden jedoch seit einigen Jahren geimpft. Die Weigerung vieler amerikanischer Soldaten, die Impfung zu nehmen, führte bei 400 Soldaten zu strengen Disziplinarstrafen. Die meisten wurden entlassen, andere mußten hohe Bußgelder bis zu $ 21.800 zahlen.

Allgemeines

Der Milzbrand, auch Anthrax genannt, ist eine Erkrankung, die hauptsächlich bei Tieren auftritt und demzufolge als Zoonose bezeichnet wird. Der Name Milzbrand ergab sich aus der Beobachtung, daß sich die Milz bei erkrankten Tieren dunkel wie Schwarzbrot verfärbt und wie verbrannt aussieht.

Die Erkrankung tritt bevorzugt in warmen Ländern auf. Besonders häufig betroffen sind Huftiere wie Schweine, Rinder, Schafe, Ziegen und Pferde. Je nach Eintrittspforte kommt es zum Haut-, Lungen- oder Darmmilzbrand. Durch Übertritt der Erreger ins Blut entsteht die rasch zum Tod führende Milzbrandsepsis. Eine Übertragung des Milzbrandes auf den Menschen kommt bei Berufsgruppen vor, die engen Kontakt zu diesen Tieren haben oder mit Produkten dieser Tiere wie Tierhäuten, Fleisch oder Milch in Berührung kommen. In den meisten Fällen ist der Milzbrand daher eine Berufskrankheit. In Deutschland ist diese Erkrankung beim Menschen extrem selten.

Erreger

Der Milzbranderreger wurde 1855 von Pollender entdeckt und 1876 von Robert Koch im Labor gezüchtet. Es handelt sich bei dem Erreger um ein grampositives, aerob lebendes, d.h. Sauerstoff verbrauchendes und sporenbildendes Stäbchen, den Milzbranderreger Bazillus anthracis. Die Bakterienart, die Sporen bildet, kann sich dadurch unter extremen Bedingungen, wie z.B. erhöhten Temperaturen oder Nahrungsmangel, lange am Leben erhalten. Die Bakterien verringern dann ihren Stoffwechsel und bauen eine festere Zellwand auf. In diesem Minimalzustand können die Erreger ohne Zellteilung Jahre überstehen.

Entstehungsweise

Der Milzbrandbazillus kann auf Grund einer speziellen Eiweißkapsel (Polypeptidkapsel) den Abwehrmechanismen menschlicher oder tierischer Zellen entgehen (Phagosomenflüchter). Er bildet vor allem bei seiner Zerstörung Giftstoffe (Exotoxine). Diese Giftstoffe schädigen die Blutgefäße bis in die kleinsten Aufzweigungen, so daß die Gefäße für rote Blutkörperchen durchlässig werden. Die Folgen davon sind sowohl Entzündungsreaktionen als auch Blutungen. Beides äußert sich als eine blutdurchtränkte Schwellung, also ein hämorrhagisches Ödem des betreffenden Gewebes.

Inkubationszeit

Sie beträgt wenige Stunden bis mehrere Tage, gelegentlich sogar bis zu 60 Tage, vor allem nach Inhalation von Sporen.

Symptome

Die Symptome des Milzbrandes sind abhängig von der jeweiligen Art der Ansteckung. Diese kann durch direkten Hautkontakt, durch das Einatmen von Sporen oder durch den Verzehr von erkrankten Tieren bzw. Tierprodukten geschehen.

1. Die häufigste Milzbranderkrankung beim Menschen ist der *Hautmilzbrand*. Durch direkten Kontakt gelangen Milzbrandsporen in kleine oberflächliche Hautverletzungen. Nach kurzer Zeit entsteht ein rotes Knötchen mit einem schwarzen Zentrum, in dem das Gewebe abstirbt. Daraus entwickelt sich schnell ein eitergefülltes Bläschen. Mit einer weiteren Ausdehnung der Erkrankung treten neue Bläschen auf und verschmelzen schließlich miteinander zum Milzbrandkarbunkel *(Pustula maligna)* mit schwärzlichem Schorf. Es heilt unter Narbenbildung ab. Wenn ein solches Karbunkel Anschluß an ein Blutgefäß bekommt, kann dies zu einer Blutvergiftung *(Sepsis)* führen.

2. Der *Lungenmilzbrand* ist eine wesentlich seltenere Milzbranderkrankung. Die Infektion erfolgt durch das Einatmen von Sporen. Sie haften oft an Tierhäuten und -haaren und sind meist über Jahre ansteckend. Innerhalb von ein bis sechs Tagen beginnen die Sympto-

me, die sich anfänglich durch Müdigkeit und Unwohlsein mit Husten und Schmerzen bemerkbar machen. Der Lungenmilzbrand verläuft wie eine schwere Lungenentzündung mit starkem blutigem Auswurf, der hochgradig ansteckend ist. Die Patienten haben hohes Fieber, häufig Schüttelfrost, Husten und Atemnot. Unbehandelt ist der Lungenmilzbrand meist tödlich.

3. Die dritte Möglichkeit einer Milzbranderkrankung beim Menschen ist der *Darmmilzbrand.* Er entsteht durch den Verzehr von rohem Fleisch oder ungekochter Milch von erkrankten Tieren. Als erstes treten Bauchschmerzen und Blähsucht auf. Es können sich Geschwüre im Mund, in der Speiseröhre und im Darm entwickeln. Die vordergründigen Symptome sind blutiges Erbrechen und blutige Stühle aufgrund der schweren hämorrhagischen Darmentzündung. Auch diese Form der Erkrankung ist sehr gefährlich.

Diagnose

Die Verdachtsdiagnose ergibt sich aus der Krankengeschichte, z.B. Tierkontakte, Beruf und den Symptomen. Die Diagnose wird durch eine mikroskopische Untersuchung mittels Gramfärbung und durch eine Untersuchung von Körpersekreten bzw. Abstrichen gesichert.

Komplikationen

Aus allen drei Milzbrandformen kann sich eine Milzbrandsepsis entwickeln mit Fieber, Schüttelfrost, Hautblutungen, Milzvergrößerung und Kreislaufschock. Diese Sepsis führt sehr schnell zum Tode.

Allopathische Therapie

Lungenmilzbrand: Die herkömmliche Behandlung, welche die amerikanische Gesundheitsbehörde FDA empfiehlt, ist die Gabe von hoch dosiertem Ciprofloxacin, auch Ciproxin genannt. Es muß so früh wie möglich begonnen werden. Ciproflaxin hat extreme Nebenwirkungen. Es verursacht Leber- und Nierenversagen, potentiell tödliche Muskelstörungen u.a. Alternativ können Penicillin G, Tetracyclin, Erythromycin oder Chloramphenicol verwendet werden.

Hautmilzbrand: 5–8 Mill. Einheiten Penicillin G pro Tag intravenös für 1–2 Wochen. Chirurgische Eingriffe bei Hautmilzbrand sind strikt verboten, da sie die Gefahr einer weiteren Ausbreitung der Erkrankung in Form einer Sepsis bergen. Patienten müssen isoliert werden. Im Krankenhaus besteht für das Personal die Pflicht, Handschuhe, Mundschutz, keimfreie Kittel etc. zu tragen.

Allgemeine Maßnahmen, Ernährung

Da Sepsis eine gut mögliche Komplikation ist, v.a. beim Lungen- und Darmmilzbrand, bestehen die allgemeinen Maßnahmen aus einer sehr nahrhaften, jedoch leicht verdaulichen Kost ohne Reizstoffe und Säuren. Säuren reizen die Darmwand, besonders in den späteren Stadien, und können die Blutungen verschlimmern. Flüssige Gemüsesuppen von leicht verdaulichen, nicht blähenden Gemüsesorten mit frischen Kräutern und wenig Salz sind zu empfehlen. Anfänglich kann saftiges, süßes, frisches Obst gegeben werden, später nur als *frisch zubereitetes* Kompott ohne Zucker. Bei Blutungsgefahr das Kompott mit weißem Zucker süßen, da weißer Zucker beruhigend und heilsam auf Geschwüre wirkt. Sehr dünnen Haferflockentrunk (eine kleine Menge zarte Haferflocken mit viel Wasser kurz gekocht) mit etwas Salz und weißem Zucker ist auch sehr wohltuend und heilsam. Nachdem die Krankheit geheilt ist, eine Zeitlang sehr vorsichtig mit der Ernährung sein.

Homöopathische Prophylaxe

Der homöopathische Schutz wird mit *Anthracinum* durchgeführt. Genaue Beschreibung im Kapitel: die homöopathische Prophylaxe, S.87–89.

Besonders gefährdete Menschen können einen zusätzlichen *Schutz mit Gunpowder* (Schießpulver) aufbauen. Dieses Mittel hat sich als hoch wirksam bei Blutvergiftung gezeigt. Es wurde schon von vielen, die nicht unbedingt Homöopathen waren oder sogar von der Homöopathie noch nichts gehört hatten, äußerst erfolgreich als Prophylaxe vor Blutvergiftung eingesetzt. Eine Blutvergiftung (Sepsis) kann bei vielen Krankheiten auftreten, die als Biowaffe eingesetzt werden können. Daher ist *Gunpowder* nicht nur bei Milzbrand, sondern allgemein bei Sepsis ein Prophylaxemittel der Spitzenklasse.

John Henry Clarke hat in seinem Büchlein „Gunpowder as a War Remedy“ (wörtl. „Schießpulver als Kriegsmedizin“) all diese Fakten erfaßt sowie zahlreiche homöopathische Heilungen dokumentiert. Clarke sagt, daß *Gunpowder* mit jedem anderen Mittel kompatibel ist, weswegen es immer eingesetzt werden kann. Clarke hat die D3 benutzt, die Nicht-Homöopathen das Schießpulver pur.

Das Verfahren besteht darin, *Gunpowder* als Prophylaxe und bei Infektion in sehr niedriger Potenz je nach Gefahr mehrmals am Tag zu nehmen. Man nimmt für 6–8 Wochen 3–5x täglich 2–3 Tabletten in der D3. Damit hat der Körper allgemein sein Immunstem gegen Blutvergiftung gerüstet. Wenn die potentielle Gefahr dann tatsächlich real wird, führt man das Verfahren weiter.

Homöopathische Therapie

1. Bei Hautmilzbrand
   sind Lachesis und Malandrinum wichtig.
   Lachesis, wenn die Pusteln eine bläuliche Farbe haben und rote Streifen an den Lymphbahnen entlang laufen.
   Malandrinum kommt bei schwarzem Durchfall infrage. Der Kranke hat große Schmerzen im Rücken und in den Gliedern. Die Pusteln sehen übel aus.

2. Bei einer Sepsis
   Anthracinum und *Gunpowder* einsetzen. Schon 1834 haben Hahnemann und andere Homöopathen Anthracinum bei Milzbrand erfolgreich angewandt. Anthracinum ist auch gleich am Anfang zu geben, wenn die angezeigten Mittel keine Wirkung haben.

Dosierung:
Anthracinum LM 30, 2–5 Tropfen auf etwas Wasser und davon alle 2–4 Stunden einen Schluck nehmen. Oder ersatzweise Anthracinum C 200 oder D 200, 5 Tropfen in einem Glas Wasser auflösen und davon alle 2–4 Stunden einen Schluck nehmen.
Gunpowder D 3 – D 12, immer zwischen den Anthraxgaben eine Gabe (2–5 Globuli, Tropfen oder eine Tablette) einnehmen.

Constantin Hering schreibt in seinem Buch „Leitsymptome der homöopathischen Materia Medica", Band 1, über die Geschichte von Anthracinum in der Homöopathie. Bereits 1830 wurde dieses Mittel von Dr. G.A. Weber geprüft und mit erstaunlichstem Erfolg bei Rindern und den Männern, die sich mit Milzbrand infiziert hatten, angewandt. Kein Tier oder Mensch ging verloren. Weber veröffentlichte seine Erfahrungen 1836 in einem Büchlein von 114 Seiten. Keiner zeigte irgendein Interesse außer dem hochbegabten Dr. P. Dufresne, dem Begründer der Bibliothèque Homoeopathique in Genf. 1837 hat

Dufresne die Verbreitung der Krankheit bei Schafen, bei denen die Krankheit viel virulenter ist, aufhalten können und gleichzeitig auch die Schafhirten geheilt.

Sollten Blutungen auftreten, die nicht schnell mit *Anthracinum* oder *Gunpowder* in den Griff zu bekommen sind, dann:
Sulfuricum acidum D 12 – C 30 statt oder mit Gunpowder, wenn der Kranke sehr schwach ist.
Ferrum arsenicosum D 12 – C 30 statt oder mit Gunpowder, wenn der Kranke sehr anämisch ist.
Elaps corralium C 30 statt oder mit Gunpowder, wenn das Blut flüssig ist.
Im Normalfall sollte es bei einer Therapie mit *Anthracinum* und *Gunpowder* gar nicht so weit kommen.

Pocken

Künstliche Viren

Die Pocken sind früher sicher hochgradig ansteckend und sehr lebensbedrohlich gewesen. Es gab drei Formen der Erkrankung: die gefährlicheren echten Pocken, die nicht so gefährlichen weißen Pocken und die fast immer tödlichen schwarzen Blattern. Bei all diesen schweren Krankheiten sollte es unsere erste Bemühung sein, daß es gar nicht zu einer Erkrankung kommt. Die Weltgesundheitsorganisation (WHO) beschloß 1967, die Impfung weltweit zur Pflicht zu machen. Damit hat sie, ob man es glauben will oder nicht, viel Misere auf der Welt verbreitet. Die Pockenimpfung war die verseuchteste von allen und die mit den schlimmsten Nebenwirkungen (siehe Geschichte der Pockenimpfung, S. 111) und „Homöopathischer Ratgeber – Impffolgen und ihre pathopysiologischen Auswirkungen" (HR 3). Paradoxerweise wurde diese gefährliche Impfung ausgerechnet gegen eine Krankheit eingesetzt, die auf natürlichem Wege im Aussterben begriffen war. Lesen Sie mehr darüber in unseren vier Homöopathischen Ratgebern zum Thema Impfen (siehe Literaturverzeichnis) und in Dr. Buchwalds Buch „Impfen – das Geschäft mit der Angst". Der letzte natürliche Pockenfall weltweit trat 1977 in Somalia auf und die letzten „Laborunfälle" 1978. Am 8. Mai 1980 wurde die Welt von der WHO für „pockenfrei" erklärt.

Es gibt inzwischen noch eine weitere Unterteilung der Pockenviren, und zwar in den Wildvirusstamm und den künstlich geschaffenen Impfvirusstamm. (Dieselbe Situation haben wir übrigens heutzutage auch bei Polio.) Die Prognose der Pocken beim Wildstamm war schon schlimm. Der künstlich erzeugte Stamm ist laut Experten jedoch noch virulenter. Ob es Terroristen möglich ist, in den Besitz von ausreichenden Mengen an Pockenviren zu gelangen, können wir heute noch nicht wissen. In Anbetracht der bisherigen Geschehnisse liegt es aber durchaus im Bereich des Möglichen. Die Viren sind offiziell nur noch in drei Ländern, Amerika, Rußland und Bayern, vorhanden. Die Viren sind relativ stabil und bleiben bei einer Lagerung bei Raumtemperatur über Monate, bei –20°C sogar über Jahre infektiös. Ein Versprühen aus einem Flugzeug ist theoretisch vorstellbar.

Die Engländer waren die ersten, welche die Pocken als Biowaffe benutzt haben, und zwar gegen die Indianer. Schon damals wurden die Krankheitserreger in Briefen verschickt, aber auch Matratzenlager damit verseucht und dezimieren die Indianer unerbittlich. Da die Pocken in Amerika auf natürliche Weise nicht vorkamen, besaßen die Indianer keine Widerstandskräfte dagegen und wurden millionenfach dahingerafft.

Die ersten Pockenepidemien wurden bereits 1000 v. Chr. in China, dem indischen Subkontinent sowie auf der arabischen Halbinsel beschrieben. Die erste historisch belegte Pockenepidemie in Europa herrschte im 6. Jahrhundert. Mit den spanischen Eroberern kamen die Pocken nach Amerika und spielten eine wesentliche Rolle beim Untergang der alten Indianerkulturen der Inka und Azteken mit über 3 Millionen Toten.

Die Gefahr einer Pockenepidemie könnte schon ernst werden, sollten die (Viren-) Kulturen frei gesetzt werden, z.B. in den Affenpocken. Die Vergangenheit hat bewiesen, daß gerade die Impfungen wesentlich zu weiteren Ausbrüchen der Pocken mit beigetragen haben. Hier besteht also eine zusätzliche Infektionsquelle. Deswegen sollten wir wissen, wie man sich homöopathisch am besten schützen und im Krankheitsfall heilen kann.

Sterblichkeit

Die Sterblichkeit liegt bei den echten Pocken zwischen 20 und 50%, bei den weißen Pocken bei 1 bis 5%. Die schwarzen Blattern verlaufen zu annähernd 100% tödlich.

Beim erstmaligen Auftreten von Pocken in einer Bevölkerungsgruppe wird diese auf ca. ein Drittel ihrer Ausgangsgröße reduziert. Man kann nur hoffen, daß dies bei den Affenpocken nicht passiert.

Geschichte der Pockenimpfung

Es wird heute behauptet, daß eine Impfung auch bis zu vier Tage nach einer möglichen Infektion mit dem Erreger verabreicht werden kann und dann noch einen gewissen Schutz bietet. Diese Behauptung stimmt nicht mit den Dokumentationen überein, die im 18. Jahrhundert über die Pocken und die Pockenimpfungen gemacht worden sind. Der führende Statistiker in Berlin, Dr. Engel, äußerte sich 1862 in der Februar-Ausgabe der Zeitschrift des Königlich Preußischen Statistischen Bureaus, daß sich seit der Einführung der Impfung weder im Kommen und Gehen der Pockenepidemien etwas geändert hatte, noch in der Anzahl der Pockenkranken. Die WHO (Weltgesundheitsorganisation), das amerikanische CDC (Center of Disease Control) und Rußland verfügen noch über größere Mengen des Impfstoffes. Ferner gibt es in Bayern noch Reste eines nicht mehr zugelassenen Impfstoffes.

Das Wildvirus ist von der Erde verschwunden.

Für die Impfung wird das Vakzinavirus verwendet. Die offizielle Darstellung lautet: Die Herkunft dieses Virus ist nicht endgültig geklärt. Es handelt sich um ein Virus, das seine Aktivität zwar erhalten hat, jedoch von einer sehr geringen Pathogenität ist. Unter Pathogenität versteht man die Fähigkeit eines Erregers, Krankheitserscheinungen auszulösen.

Wie schön kann man etwas darstellen, indem man die Bruchstücke der Tatsachen herauspickt, die man für seine Zwecke braucht, und sie mit Meinungen vermischt. Der Satz „Die Herkunft dieses Virus ist nicht endgültig geklärt“, sagt gar nichts aus und hört sich an, als ob hochwissenschaftliche Untersuchungen betrieben worden wären.

Dr. Buchwald hat die Geschichte der Pockenimpfung in seinem Buch „Impfen – Das Geschäft mit der Angst“ kurz und im Wesentlichen erfaßt:

China und Indien versuchten schon vor etwa 1500 bis 2000 Jahren, die Bevölkerung vor den Pocken zu schützen, indem sie das Sekret aus den Bläschen von Pockenkranken auf die Nasenschleimhaut bzw. in die Haut gesunder Personen einbrachten. Es gibt keine richtige Dokumentation, welche die Auswirkung so beschreibt, daß wir genaueres darüber sagen könnten. Von Indien kam diese Methode nach Arabien und von dort wurde sie 1674 auch in Europa eingeführt. Diese Form der Schutzimpfung bezeichnete man als Variolisation, von dem lateinischen Namen dieser Krankheit „Variola“. Sie wurde aber nur vereinzelt praktiziert, und es existieren keine richtigen Berichte darüber. Man weiß also nichts von ihren Auswirkungen. Lady Mary Wortley Montague ließ 1718 ihren Sohn in Konstantinopel variolisieren und nach ihrer Rückkehr nach England setzte sie sich für diese Methode ein. Fast 1000 Personen wurden variolisiert. Bald kamen die schlimmen Folgen. Viele erkrankten schwer, sehr schwer und sehr viele starben. Um diese Zeit fing die Dokumentation der Impfungen und ihrer desillusionierenden Folgen an.

Der Barbier und „Erfinder der Impfungen“, Edward Jenner, entnahm der Kuhmagd Sarah Eimers aus einem Melkerknoten (Kuhpocken) Eiter und stellte an Versuchspersonen ein Serum her, indem er ihnen den Eiter einritzte. Später produzierte er auch direkt aus der tierischen Pockenblase das Impfserum. Anfänglich hielt er beide Seren getrennt. Sein Serum verteilte er an andere, und so verbreitete es sich bald von England aus über ganz Europa. Überall wurde die weitere Produktion an Waisenkindern betrieben. Waisenkinder waren damals Menschen zweiter Klasse. Später wurden die tierischen und die menschlichen Seren vermischt. Sie kursierten überall, gelangten zurück nach England und wieder nach Frankreich, Deutschland und andere Länder.

Die erste und zweite Pockenimpfkrise

Die Pockenimpfung hat bis heute fünf Rückschläge erhalten, die 'fünf Krisen der Pockenimpfung‘ genannt. Am Ende seines Lebens erlebte Jenner furchtbare Pockenepidemien in England. Trotz seiner Impfung erkrankten Tausende von Menschen an Pocken, von den Geimpften starb der größte Teil. Das Versagen der Vakzination, der Methode von Jenner, nannte man später in der Geschichte die „zweite Impfkrise“.

Die Geschichte der ersten Krise geht weiter zurück bis zum Pfropfen mit dem Pockeneiter Anfang des 18. Jahrhunderts. Die Methode gelangte von Konstantinopel nach England und von dort wieder auf das Festland. Ab diesem Zeitpunkt wurden auch die dadurch angerichteten Schäden dokumentiert. Nachdem immer schlimmere Epidemien direkt nach großen Impfaktionen, Variolisationen genannt, ausbrachen, wurde zumindestens in den Großstädten Deutschlands und in anderen Ländern die Variolisation Ende des 18. Jahrhunderts verboten.

Die dritte Pockenimpfkrise

Die Waisenkinder waren die Hauptlieferanten des Serums. Es stellte sich nach einer Weile heraus, daß sämtliche Blutkrankheiten, besonders aber die Syphilis, durch dieses Verfahren weiter verbreitet wurden. Also fing man an, die Impfstoffproduktion auf der Haut von Kälbern durchzuführen. Das Leid der Kälber, die noch heute nicht von diesem Elend befreit sind, ist unvorstellbar. Doch die Zahl der Erkrankungen und Todesfälle nach Impfungen sank trotzdem nicht. Dies wurde zwar heruntergespielt oder verschwiegen, aber die Wahrheit konnte nicht verschleiert werden. Es wurde sogar ein neuer Name für die Erkrankung nach der Impfung erfunden, nämlich „Varioleus“. Damit wollte man etwas Harmloses ausdrücken. Aber die Folgen waren zu offensichtlich, so daß auch diese nicht wirklich neue Vakzination verboten wurde. Durch die Deutsch-Französischen Kriege wurde die Impfung allerdings geschickt unter dem Vorwand, die Soldaten damit zu schützen, wieder eingeführt.

Die vierte Pockenimpfkrise

Die vierte Impfkrise kam nach dem ersten Weltkrieg durch das Bekanntwerden der durch die Impfung verursachten Hirnschäden. Professor Lucksch verfasste mehrere Veröffentlichungen darüber und nannte es „postvakzinale Enzephalitis“.

Die fünfte Pockenimpfkrise

Auch den fünften Schlag hat die Pockenimpfung überlebt. Als die Virologie Fortschritte machte, entdeckte man, daß der Impfstoff weder Kuhpockenviren noch Menschenpockenviren enthielt, sondern aus bis dahin unbekannten Viren bestand, später Poxvirus Vacciniae (Impfstoffvirus) genannt, das bis zum heutigen Tag nicht in der Natur nachgewiesen werden konnte.

Die Zusammensetzung des Pockenimpfstoffes laut Dr. Buchwald ist im Dunkel der Geschichte verschwunden.

Was wurde über die Wirkung der Pockenimpfung gesagt? Nach einer Impfung mit dem Vakzinavirus würde es lediglich an der Impfstelle zu einer Hautreaktion mit Pustelbildung kommen, die mit einer Narbe abheilt. Wie konnte man die Impfung über mehr als zwei Jahrhunderte verharmlosen, obwohl alle Nebenwirkungen bekannt waren?

Zum ersten Mal in der Geschichte der Impfung wurde eine Impfung als so gefährlich eingeschätzt, daß gleichzeitig ein Antibiotikum (Cipro) gegen die Nebenwirkungen dringend empfohlen wurde. In welcher Weise allerdings ein Antibiotikum dagegen schützen soll, ist ein Rätsel.

Die meisten der heute über 30-Jährigen haben am rechten oder linken Oberarm eine Pockenimpfnarbe. Geimpft wurde einmal vor Vollendung des 2. Lebensjahres und ein zweites Mal im 12. Lebensjahr. Seit der „Ausrottung“ der Pocken ist die Impfpflicht aufgehoben. Laut Hersteller sollte die Impfung alle fünf Jahre aufgefrischt werden. Das Überstehen der Pocken verleiht hingegen einen lebenslangen Schutz vor einer erneuten Infektion mit Pockenviren.

Allgemeines und Historisches

Die Pocken sind eine hochgradig ansteckende, lebensgefährliche Infektionskrankheit, wobei mit Eiter gefüllte Bläschen, genannt Pocken, entstehen. Auf Grund der hohen Ansteckungsgefahr breiten sich die Pocken rasch aus und führen zu Epidemien, die sich in Wellen ausbreiten. Sie kommen in größerem und kleinerem Ausmaß vor, mal milder, mal hoch virulent. Niemand wußte, wann die nächste Erkrankungswelle kommen würde. Erst seit der neuartigen Coronainfektion können Forscher offenbar merkwürdigerweise schon Monate vorher die Ausbreitung einer Corona-Art „voraussagen“, wie in jüngster Zeit die Affenpocken. Epidemien treten räumlich und zeitlich gehäuft auf, aber wie groß der Raum ist, wie lange sie dauern und wie viele Menschen sie betreffen, ist sehr unterschiedlich. Die Pocken gehörten zu den quarantänepflichtigen Erkrankungen wie heute noch Pest, Gelbfieber, Cholera und neuerdings alle Corona-Erkrankungen. Unter Quarantäne versteht man die auf die Inkubationszeit einer Erkrankung befristete strenge Isolierung von Personen, Gebieten und Gegenständen zur Vermeidung einer Ausbreitung der Erkrankung. Die Dauer der Quarantäne betrug bei Pocken 14 Tage, obwohl sie heute nicht mehr von praktischer Bedeutung ist, da die Pocken seit 1979 als ausgerottet gelten. Aber das Risiko eines Unfalls mit den aufbewahrten Pockenviren und Impfstoffen wird immer mehr eine nicht zu unterschätzende Gefahr. Deswegen sollten die Pockenstämme vor einigen Jahren vernichtet werden, aber die USA, Rußland und Bayern stimmten dagegen.

Erreger

Die Erreger der Pocken gehören zur Virusfamilie Poxviridae. Zur Familie der Poxviridae gehören die Gattungen Orthopoxvirus und Parapoxvirus. Die Erreger der Pocken beim Menschen sowie die Erreger der Kuhpocken gehören zur Gattung Orthopoxvirus. Der Erreger der echten Pocken ist Orthopoxvirus variola und der Erreger der weißen Pocken ist Orthopoxvirus alastrim. Die Pockenviren sind der größte Virenstamm, dessen Erreger beim Menschen Erkrankungen auslösen können.

Übertragung

Der wichtigste Übertragungsweg der Pockenviren ist die Tröpfcheninfektion. Die feinsten Sekrettröpfchen werden über die Luft übertragen, z.B. beim Sprechen, Niesen oder Husten. Die Erkrankung kann aber auch als Schmierinfektion, also über Hautkontakt mit Gegenständen wie z.B. Kleider übertragen werden.

Inkubationszeit

Die Inkubationszeit beträgt 8 bis 14 Tage.

Symptome

Die Beschwerden der Patienten bei den echten Pocken und den weißen Pocken sind unterschiedlich.

Echte Pocken

Die echten Pocken werden auch als Variola vera oder Variola major bezeichnet. Die Pocken führen zu typischen Hautveränderungen, die verschiedene Stadien durchlaufen können. Der Name Variola geht auf das lateinische Wort „varia“ für „verschieden, bunt“ zurück. Die vielgestaltigen Hautveränderungen haben wohl zum Namen geführt.

Die Erkrankung beginnt *(Stadium invasionis)* mit einigen uncharakteristischen Beschwerden wie z.B. Fieber, Kreuz- und Gliederschmerzen sowie einer Entzündung der Atemwege, die ca. 2 bis 4 Tage anhält. Das Fieber steigt stufenweise an bis zu 42 °C. Die Kreuzschmerzen sind sehr schlimm und quälend. Bereits in diesem Stadium tritt oft ein vorübergehender Hautausschlag (erythematös) auf. Manchmal ist es ein hämorrhagisches Exanthem. Es können beide Arten zusammen auftreten. Diese Petechien bevorzugen den Unterleib, die Genitalien und die Innenseiten der Oberschenkel.

Kurz nach dem Fieberabfall kommt es zu den typischen Hauterscheinungen *(Stadium eruptionis)*. Sie treten in dieser Reihenfolge auf: erst Flecken, dann Knoten, Blasen, Pusteln und Krusten. Als erstes sieht man kleine, rote Punkte auf dem Gesicht. Von dort breiten sie sich nach unten aus. Lediglich die Achselhöhlen sowie die Innenseite der Oberschenkel bleiben frei.

Die blaß-roten, juckenden Flecken gehen dann in Knoten über. Aus diesen Knoten entstehen flüssigkeitsgefüllte Bläschen, die zu Pusteln (mit Eiter gefüllt) werden. Die Pusteln haben eine Delle in der Mitte. Dies alles dauert etwa neun bis zehn Tage. Gleichzeitig erscheint ein ähnlicher Ausschlag an den Schleimhäuten. In den Augen verursacht er Tränenfluß und Lichtempfindlichkeit, im Mund Speichelfluß, im Rachen Schluckbeschwerden, im Kehlkopf Heiserkeit und Husten, an den Genitalien starken Juckreiz.

Wenn die Pocken sich voll entwickelt haben, erfährt der Kranke große Erleichterung; alle Schmerzen lassen nach und das Fieber fällt bedeutend. Nur bei *Variola confluentes* (Zusammenlaufen der Pocken) ist die Erleichterung nicht so deutlich.

Aber der Schein trügt. Am neunten oder zehnten Tag des *Stadium eruptionis* steigt das Fieber noch mal an mit Verwirrtheit, Desorientierung und Wahnvorstellungen. Dies ist die schlimmste Phase, in der die meisten Kranken, etwa 20 bis 50 %, sterben.

Es ist das *Stadium suppurationis* oder *maturationis*. Die Pusteln schwellen an, die umgebende Haut entzündet sich und das Gesicht ist rötlich geschwollen. Die Reihenfolge ist vergleichbar mit der, bei der der Ausschlag zum ersten Mal erschienen ist.

In diesem Stadium kann eine hämorrhagische Diathese aktiviert werden: Die Pusteln werden blutig und Blutungen in der Haut und den Schleimhäuten finden statt *(hämorrhagische Pocken)*. In seltenen Fällen kommt es teilweise zum Absterben des Gewebes mit einer übel aussehenden Absonderung (*gangränöse Pocken*).

In dieser Phase können die verschiedensten Komplikationen auftreten: Atemnot, Husten mit blutigem Auswurf, Lungenentzündung, Zwerchfellentzündung, Perikarditis, Meningitis, eitrige Entzündung der Gelenke, Abszesse, Periostitis, Lymphknotenentzündung und Vereiterung, eitrige Augenentzündung und diphtheriöser Belag im Hals.

Die letzte Phase, *Stadium exsiccationis*, beginnt normalerweise am elften oder zwölften Tag. Die Pusteln platzen, sondern den Eiter ab und trocknen dann unter Bildung von einer Kruste bzw. einem Schorf ein. Anfänglich ist noch etwas Fieber vorhanden, aber es fällt beständig und damit verschwinden alle schmerzhaften Symptome. Die Abstoßung der Krusten ist mit einem starken Juckreiz verbunden. Dadurch bleiben besonders im Gesicht häufig Narben, die sogenannten Pocken-Narben, zurück.

Weiße Pocken

Die weißen Pocken oder *Variola minor* stellen eine weniger gefährliche Erkrankung als die echten Pocken dar. Es sind alle Phasen vorhanden. Im Vereiterungsstadium ist das Fieber kaum vorhanden oder gar nicht. Es kommt zu keiner Vernarbung.

Allerdings kann man auch an den weißen Pocken sterben, die Sterblichkeitsrate liegt bei 1 % bis 5 %. Wichtig: Wer an den weißen Pocken erkrankt, besitzt keinen Schutz vor einer Infektion mit dem Erreger der echten Pocken.

Schwarze Blattern

Die Schwarzen Blattern, *Variolosa purpura*, haben den schlimmsten Verlauf im Anfangsstadium. Bei dieser Form ist die Inkubationszeit verkürzt. Innerhalb weniger Tage kommt es zu ausgedehnten, schweren Blutungen der Haut, der Schleimhäute sowie innerer Organe. Die Krankheit greift gerne junge und robuste Personen an. Es beginnt mit Schüttelfrost, Kopfschmerzen, sehr intensiven Schmerzen im Rücken und großer Entkräftung. Innerhalb von 18 bis 36 Stunden erscheint ein scharlachähnliches Erythem am ganzen Körper. Dies vermischt sich mit Petechien und großflächigen oberflächlichen Blutungen, die auf der Brust und dem Bauch zusammenlaufen. Gesicht rot und aufgedunsen. Bindehaut blutunterlaufen. Große dunkle Augenringe als Folge von Blutungen unter der Haut. Zunge geschwollen und im Hals diphtheriöser Belag mit sehr üblem Geruch. Schmerz in der Magengrube und Erbrechen von Galle und Blut, blutiger Durchfall und übelriechender Harn. Manchmal Husten mit blutigem Auswurf. Fieber etwa 40 °C. Der Geist bleibt ungetrübt bis kurz vor dem Tod, wenn der Körper, vor allem der Rumpf, eine schwarze oder bleifarbige Verfärbung annimmt. Manche Kranke sterben innerhalb von drei Tagen oder eher, andere überleben bis zum sechsten Tag.

Prognose

Je weniger Pusteln, um so leichter verläuft die Erkrankung.

Zusammenlaufen der Bläschen ist ein ungünstiges Zeichen. Hämorrhagische, septische und gangränöse Formen sind nicht unbedingt tödlich, aber sehr gefährlich.

Wenn typhusähnliche Symptome dazu kommen, ist die Prognose schlecht.

Je kleiner ein Kind, um so größer ist die Gefahr. Schwangere verlieren immer das Kind.

Alkoholiker fallen immer ins Delirium tremens.

Wenn Komplikationen dazu kommen, ist es kein gutes Zeichen.

Diagnose

Die Diagnose besteht in dem Erkennen der typischen Hautsymptome in Zusammenhang mit hohem Fieber. Der Nachweis der Pockenviren ist auf verschiedene Art und Weise möglich.

Schulmedizinische Therapie

Eine ursächliche Behandlung gibt es in der Schulmedizin nicht, auch nicht in ihrem Sinne eine Bekämpfung des Pockenvirus im menschlichen Körper. Antibiotika sind nur gegen Bakterien, aber nicht gegenüber Viren wirksam. Bisher existieren nur gegen einige wenige Viren, beispielsweise gegen Herpesviren, wirksame Medikamente wie Aciclovir. Die Behandlung beschränkt sich daher auf symptomatische Maßnahmen wie Bettruhe, fiebersenkende Medikamente, Flüssigkeitszufuhr, kalorienreiche, aber leicht verdauliche Nahrung und anderes.

Um eine weitere Ausbreitung der Erkrankung zu verhindern, müssen die Patienten, das betreuende medizinische Personal sowie Kontaktpersonen strikt isoliert werden: Es wird eine Quarantäne verhängt. Wohnräume, Kleidungsstücke und Gebrauchsgegenstände der Patienten müssen desinfiziert werden, um eine weitere Ausbreitung der Erkrankung zu verhindern.

Allgemeine Maßnahmen

Die Ernährung ist bei allen schweren Krankheiten dieselbe, wie unter Milzbrand beschrieben.

Im Gegensatz zu an Milzbrand Erkrankten werden Pockenkranke viel Obst und auch rohes Gemüse bzw. frische Säfte nicht nur gut vertragen, sondern größere Mengen brauchen. Milchprodukte müssen bis zum Ende der Krankheit entfallen. Kein Fleisch, Fisch und keine Eier bis zum Ende der Vereiterungsphase.

Am Ende der Vereiterungsphase sollen viele aufbauende Getränke angeboten werden wie Gerstentrunk, Gelees mit Wasser geschlagen bzw. frische Gelatine oder Agaragar aufkochen und mit Fruchtsaft und Zucker mixen (bei geringster Blutungsneigung sehr wichtig) sowie verschiedene selbstgemachte Limonaden.

Unser Limo-Rezept (nicht nur für Pockenkranke): 100g frische Erdbeeren entsaften und durchsieben. Mit dem Saft einer Zitrone, 1/2 Liter Wasser, 2 gehäuften Eßlöffeln biologischem, ganz hellem Zucker mit viel Eis im Mixer verquirlen.

Es gibt immer die individuellen Bedürfnisse, welche die Diätanweisungen modifizieren. Wenn jemand unbedingt Milch oder Fleisch braucht, dann kann man es in kleinen Mengen geben. Milch muß aber auf jeden Fall mindestens eins zu zwei mit Wasser verdünnt werden.

Für viel frische Luft und Sauberkeit sorgen.

Dr. Hering, der berühmte Homöopath in Amerika (1800 bis 1880), empfahl, die Räume mit einer dünnen Auflösung des Cyan von Kalium zu besprühen. Dieser Ratschlag beruhte auf einer Beobachtung von Dr. Korndoerfer: Arbeiter, die Cyankali benutzten, blieben von den Pocken unberührt. Cyankali verschwindet nämlich aus dem Speichel von Pockenkranken. Es ist ein Bestandteil vom Speichel eines Gesunden.

Homöopathische Prophylaxe

Die homöopathische Prophylaxe von Pocken geht zurück auf das Jahr 1836, als Hering (siehe bei der Therapie unten) *Variolinum* (die Pockennosode) und *Vaccininum* (den Impfstoff) als Prophylaktikum benutzte. Er kam zu dem Schluß, daß beide sehr guten Schutz bieten, aber Variolinum besser ist als *Vaccininum*. *Variolinum* gewährleistet 100 % Schutz. Siehe S. 58–60.

Andere Homöopathen haben mit anderen Mitteln experimentiert. Clemens von Boenninghausen benutzte *Thuja* als Prophylaktikum bei der Epidemie von 1849 in Deutschland mit 100%igem Erfolg. *Thuja* war auch der Genius epidemicus dieser Epidemie. Dieser Begriff entstand bei Paracelsus. Seine Lehre war, daß der Zeitgeist das Heilmittel bestimmt. Hahnemann hat übrigens als erster den Genius epidemicus als Prophylaxemittel bei verschiedenen Epidemien benutzt.

Ein weiteres Mittel, die Nosode *Malandrinum*, hat genauso seinen Wert erwiesen.

Jedoch ein *Genius epidemicus* hat seine Nachteile. Ihn kann man erst bei einer Epidemie herausfinden, nachdem man einige Kranke beobachtet und behandelt hat. Jeder will aber möglichst vorher einen sicheren Schutz haben. Aus diesem Grund ging man immer mehr dazu über, die Nosode der jeweiligen Krankheit zu verwenden. Sie hat sich dann auch tatsächlich als der sicherste Schutz erwiesen.

Dr. Bonnell aus Oklahoma hielt 1940 einen Vortrag über seine Erfahrung mit der Prophylaxe und Behandlung von Pocken. Er gab ungefähr 300 Personen *Variolinum D12* dreimal täglich, drei Tage lang, als Prophylaktikum. Alle waren täglich den Pocken ausgesetzt, keiner erkrankte. Auch 20 Fälle behandelte er bei der Epidemie, alle wurden gesund.

Es gibt sehr viele vereinzelte Fälle der homöopathischen Prophylaxe von allen infektiösen Krankheiten in der Literatur der Homöopathie. Siehe auch in unseren Homöopathischen Ratgebern „Die homöopathische Prophylaxe“ und „Reisen, besonders Tropenreisen“.

Bei einer Epidemie in der Umgebung von Wavre, einer Stadt in Nordamerika, wurde *Sarracenia* mehr als 2000 Personen gegeben. Obwohl alle mitten in einem Gebiet lebten, das von einer Pockenepidemie befallen war, erkrankte keiner.
Zur gleichen Zeit wurde das Mittel über 200 Pockenkranken gegeben. Nicht ein einziges Leben ging verloren.

Sarracenia purpurea, pitcher plant (Schlauchpflanze), verhält sich zu den Pocken wie Gunpowder zur Sepsis. Aus diesem Grund empfehlen wir auch Sarracenia zusätzlich zu der Pockennosode (Variolinum) als ein homöopathisches Prophylaktikum. Siehe Seite 87–89.

Sarracenia wird nach den historischen Fällen entweder als Auszug der frischen Pflanze, 5–15 Tropfen 3–5x täglich, oder als C3, C6, C9, jeweils 5 Tropfen 3–5 x am Tag, gegeben.

Homöopathische Therapie

Die Homöopathen haben über die gesamte Zeit der Epidemien Pocken mit sehr gutem Erfolg behandeln können. Im Folgenden geben wir Ihnen ihre Empfehlungen für die Behandlung von Pocken weiter.

John Henry Clarke, englischer Homöopath, der Autor des monumentalen homöopathischen Werkes „A Dictionary of Practical Materia Medica", erschienen 1901, bemerkt darin, daß *Sarracenia purpurea*, die Schlauchpflanze, von den Indianern als ein effektives Heilkraut für die Behandlung der Pocken entdeckt und von Homöopathen aufgenommen wurde.

Constantin Hering erfaßt folgende Heilungen und Erfolge von diesem Mittel in seinem zehnbändigen Werk, an dem er über 50 Jahre gearbeitet hat, „The Guiding Symptoms of our Materia Medica":

1. Eine Frau erkrankte kurz vor ihrer Entbindung an Pocken. Sie erhielt *Sarracenia* in der C 3, C6 und C 9. Während der Genesung gebar sie glücklich ein gesundes Kind. Das Baby hatte einige rote Flecken auf der Haut, sonst fehlte ihm nichts.
2. Ein Säugling von einigen Monaten bekam die sehr schwere Form der Pocken mit einer so schlimmen Pockenangina, daß er kaum saugen konnte. Die Mutter nahm *Sarracenia C3*, 6 und 9 und stillte weiter. Der Säugling gesundete in kürzester Zeit, und die Mutter blieb unversehrt von den Pocken.

Die Heilwirkung von Sarracenia erfaßt er folgendermaßen:
„Die Abkochung der frischen Pflanze, wenn in der Vereiterungsphase gegeben, wendet den zweiten Fieberanstieg ab und verhindert Vernarbung.

Es stoppt die Pusteln von weiterer Entwicklung, welche bald ohne Vernarbung abblattern, Fieber wird weniger, Delirium vergeht gleich, Schmerzen werden besser. Auch bei der zusammenlaufenden Form folgt selten Vernarbung und dann nur ganz gering."

Es gibt eine Reihe von Mitteln, die für die verschiedensten Zustände bei Pocken in Frage kommen können. C.G. Raue hat in seinem Buch „Special Pathology and Diagnostics with Therapeutics" alle zusammengefaßt.

Camphora: (Kur) Er erwähnt es z.B. für den seltenen Fall, aber sehr gefährlichen Zustand, wo die Schwellung plötzlich in sich zusammenfällt, die Pusteln trocknen aus; die Krankheit verschwindet also von der Haut und geht nach innen. Der Mensch ist völlig ausgepowert. Camphora holt die Lebensenergien wieder zurück, wirft nicht nur die Krankheit wieder auf die Haut, sondern mildert gleichzeitig auch den ganzen Krankheitsverlauf.

Malandrinum D30 wurde in einer Epidemie von Dr. Straube und anderen Homöopathen, inklusive Raue, mit großem Erfolg sowohl als Prophylaktikum als auch als Heilmittel benutzt. Es verhinderte die Entwicklung des dritten Stadiums oder schwächte es sehr ab. Dabei wurden andere Mittel zusätzlich für manche Zustände gebraucht wie *Belladonna* für die Heiserkeit, *Stramonium* für Delirium usw.

Variolinum macht den Verlauf der Krankheit viel milder; beseitigt schnell alle gefährlichen Symptome; die Hautsymptome durchlaufen zügig die verschiedenen Stadien. Es verhindert die Narbenbildung. Das ist die Erfahrung von zehn Homöopathen, die es bei verschiedenen Epidemien benutzt haben.

Die Nosoden sollten grundsätzlich nicht gleich beim Beginn der Pocken eingesetzt werden, außer bei den schwarzen Blattern, sondern erst, wenn das Fieber seinen Höhepunkt erreicht hat und sich der Ausschlag zeigt.
In der Entwicklungsphase des ersten Stadiums gegeben, wird die Nosode den Krankheitsverlauf verschlimmern, weil die Lebenskraft in dieser Phase noch nicht alles vorbereitet hat für den Kampf. Sie ist noch nicht voller Schwung und Kraft wieder vorhanden.

E. Harris Ruddock, englischer Homöopath, gibt folgende Mittel für die verschiedensten Zustände und Stadien in seinem Buch „Ruddock's Homoeopathic Vade Mecum" an:

a. Erstes Stadium – Aconit, Baptisia, Belladonna, Veratrum viride
b. Zweites Stadium – Antimonium tartaricum, Sarracenia, Sulphur, Thuja
c. Eiter-Stadium – Apis, Antimonium tartaricum, Lachesis, Mercurius
d. Bösartige Fälle – Arsenicum album, Crotalus horridus, Lachesis, Phosphor, Sulfur (dazu sollten wir Variolinum addieren)
e. Komplikationen
   - Antimonium tartaricum, Phosphor (Pneumonie)
   - Bryonia (Blutandrang zur Lunge)
   - Antimonium tartaricum, Bryonia, Kalium bichromicum (Bronchitis)
   - Rhus tox (intensiver Rückenschmerz)
   - Mercurius (Lymphknotenschwellung)
   - Apis, Belladonna (ödematöse Schwellungen, Halsbeschwerden)
   - Belladonna, Hyoscyamus, Stramonium, Veratrum viride (Delirium)
   - Arsenicum album, Baptisia (plötzliche Entkräftung)

Cholera

Gewaltlosigkeit als „heilsame Waffe"

Die Gefährlichkeit von Cholera hat wie bei allen Infektionskrankheiten von früher stark nachgelassen. Das Bewußtsein der Menschheit ist in vielerlei Hinsicht in den letzten 200 Jahren sehr viel weiter gekommen. „Wie im Inneren, so im Äußeren", ist ein sehr schwieriger Bewußtseinsprozeß für die Menschheit. Auch heute noch kann der Mensch die gewaltigen Auswirkungen des Inneren auf die Umwelt als alleinig von ihm verursacht (und nicht von den anderen), nicht richtig akzeptieren.

Das Abmildern und Nachlassen von vielen Infektionskrankheiten ist jedoch das Resultat inneren Wachstums der gesamten Menschheit als Kollektiv. Gewaltsame Methoden können nicht zu einer positiven Änderung des Geistes führen. Wer auch immer uns überzeugen will, daß gewaltsame Methoden zu einer Verbesserung des Gesundheitszustandes und der Ausrottung von Krankheiten mit beigetragen haben, kann unser Verständnis von diesem Prinzip nicht erschüttern.

Deswegen hat *Gandhi* absolut entschlossen gegen Gewalt gekämpft und sich für die Homöopathie eingesetzt. Ein Kampf ist nicht gleichzusetzen mit Gewalt. Er kann voll im Frieden durchgeführt werden. Wir kämpfen für unsere Gesundheit. Wir kämpfen für unser Wohlbefinden. Wir kämpfen gegen die Krankheit. Nicht gegen das angeblich von außen Krankmachende, doch gegen das innere Gewaltsame, Zerstörerische, das uns unser Leben rauben will.

Die Übertragung der Bakterien bei Cholera erfolgt in erster Linie durch mit Fäkalien kontaminiertes Trinkwasser. Die Cholera und andere Infektionen haben uns „gezwungen", viel über Hygiene nachzudenken und auch in die Wege zu leiten. Wie weit wir es wirklich geschafft haben, muß jeder für sich überlegen. Der Mensch wird von den

Ereignissen, die er selber auslöst, gezwungen, Dinge zu ändern. Manche Zusammenhänge der Eigenbeteiligung bei einem Ereignis sind so weitreichend, daß es Jahre dauern kann, bis man dahinter kommt. Ist aber unser Ansatz immer derart, daß wir vordergründig unsere Beteiligung sehen, dann werden wir den Weg des Friedens gehen, auch wenn wir noch sehr viel zu lernen haben. Dabei nehmen wir keineswegs den Anteil des anderen auf uns. Unsere Beteiligung zu akzeptieren bedeutet nicht, daß der andere jetzt dadurch weniger beteiligt ist. Deswegen tun wir alles, um uns vor dem Nichthandeln der anderen zu schützen. Das bedeutet:

Wir beteiligen uns nicht an Gewaltaktionen.

Historisches

Die Cholera ist im sechsten Jahrhundert v. Christus in Indien beschrieben worden; dort ist nach wie vor die Gangesebene ihr Hauptverbreitungsgebiet. Im 19. Jahrhundert fing sie an, sich nach Europa auszubreiten. Seitdem sind sieben Pandemien aufgetreten. Eine Pandemie beschränkt sich im Unterschied zur Epidemie nicht räumlich und zeitlich. Die erste begann 1817 und gelangte bis nach Osteuropa. Durch die Dampfschiffahrt verbreitete sich die Cholera seit 1826 weltweit und erreichte 1831/32 Deutschland. Seit 1960 läuft die siebte Pandemie ab. Diese wird durch die Untereinheit (den Biotyp) El Tor verursacht. In den siebziger Jahren gelangte sie von Celebes nach Südeuropa. In Afrika gab es kleinere Ausbrüche in den achtziger Jahren. Seit 1991 breitet sich die Cholera von Peru ausgehend in ganz Südamerika aus. Ende 1992 wurde erstmalig das epidemische Auftreten von Cholera-Erkrankungen durch einen neuartigen Typus von El Tor in Bangladesch und Indien beschrieben. Der Krankheitsmechanismus der durch El Tor erzeugten Cholera ist identisch mit demjenigen der klassischen Cholera.

Pacini beschrieb 1854 als erster die gekrümmten, kommaförmigen und hochbeweglichen Bakterien der Cholera. 1883 wurde Robert Koch von der deutschen Regierung nach Indien geschickt, um die Cholera zu untersuchen. Im selben Jahr gelang es ihm zusammen mit seinen Assistenten Fischer und Gaffky in Ägypten, den Erreger aus dem Darm von an Cholera verstorbenen Patienten in Reinkultur anzuzüchten.

Häufigkeit und Sterblichkeit

1992 wurden in 68 Ländern der Welt 461.783 Cholera-Erkrankungen mit über 8.000 Todesfällen gemeldet. 354.089 von den gemeldeten traten in Südamerika auf. In Europa gab es 1992 rund 20 überwiegend importierte Cholera-Fälle. Heutzutage ist die Sterberate sehr gering geworden.

Die Letalität liegt bei unbehandelten Fällen um die 60%, bei der durch Vibrio El Tor verusachten Form bei 15–30%. Bei ausreichender Behandlung liegt sie unter einem Prozent. Bei Infektionen durch Vibrio El Tor verläuft die Cholera milder als die klassische Cholera.

Übertragung

Cholerabakterien gelangen mit stuhlverunreinigtem Wasser, selten mit verunreinigter Nahrung, in den Verdauungstrakt des Menschen. Die Vibrionen bilden ein Toxin (Gift), das zu massiven Flüssigkeitsverlusten von bis zu 25 Liter pro Tag führt.

Verlauf

Nach einer Inkubationszeit von zwei bis fünf Tagen beginnt die Cholera bei den meisten Menschen mit reichlichem Durchfall. Die Gedärme sind schnell leer von Fäkalien. Dann verändern sich die Stühle zu den sogenannten „reiswasserartigen“ Durchfällen, welche mit tiefgehender Entkräftung einhergehen. Nach dem Trinken erfolgt häufig Erbrechen; anfänglich ist es der Mageninhalt, dann leicht gelblich verfärbtes Wasser. Die Schwäche nimmt rapide zu, und die Stimme wird heiser. Jetzt werden die Entleerungen unwillkürlich. Der Harn versiegt, der Durst ist unlöschbar, große Qual und Beengung der Brust und in der Magengrube folgen, ebenso treten sehr schmerzhafte Krämpfe in den Waden und Gedärmen auf. Der Betroffene wird hohläugig, die Nase spitz und die Wangen fallen ein. Die Haut der Finger verschrumpelt. Die Lippen, Glieder und die Genitalien werden blau, zyanotisch. Der Puls kaum fühlbar. Die gesamte Körperoberfläche ist eiskalt.

In den schwersten Fällen kann der Patient schon innerhalb einer Stunde nach Einsetzen der Symptome einen sehr niedrigen Blutdruck entwickeln und dann innerhalb von zwei bis drei Stunden versterben *(Cholera siderans)*.

Manchmal sterben die Patienten, bevor die Durchfälle angefangen haben *(Cholera sicca)*.

Beim Nachlassen der Krankheit verschwinden die Symptome bei einer guten Reaktion der Selbstheilungskräfte sehr schnell. Sollte die Reaktion schwach sein, dann neigt die Krankheit dazu, typhusartig zu werden. Dies kann weiterhin durch lokale Entzündungen (Lunge, Bronchien, Milz, Rippenfell usw.) kompliziert werden.

Bei der homöopathischen Behandlung kommt es selten zu Komplikationen.

Diagnose

Die Diagnose Cholera kann durch Nachweis des Erregers in Stuhl und Erbrochenem gestellt werden. Da Choleraerreger sehr empfindlich auf Trockenheit reagieren, muß der Transport ins Labor in einem feuchten Medium stattfinden. Die Stuhlproben werden verdünnt und dann unter dem Mikroskop betrachtet. Dort finden sich massenhaft kommaförmige, sehr bewegliche Stäbchenbakterien.

Prävention

Vorbeugende Maßnahmen gegen eine Infektion sind: Feststellung und Isolierung der Infektionsquelle und damit Beseitigung des Infektionsherdes. Die Cholera gehört zu den vier Quarantänekrankheiten (Cholera, Pest, Gelbfieber und Covid19, von den Pocken einmal abgesehen, da es sie nicht mehr gibt). Die Quarantäne ist bei Verdacht auf Cholera auf fünf Tage festgesetzt. Eine Schutzimpfung mit abgetöteten Cholerabakterien, also eine aktive Impfung, verleiht drei bis sechs Monate Schutz, wobei die Schutzrate nur bei 50–60% liegt. In Deutschland muß dem Bundesgesundheitsamt der Verdacht auf eine Erkrankung, die Erkrankung selbst, der Tod daran und das Ausscheidertum, also der Patient, der im Stuhl Cholerabakterien ausscheidet, gemeldet werden.

Schulmedizinische Therapie

An erster Stelle in der Therapie der Cholera steht der rasche Ersatz von verlorener Flüssigkeit, Elektrolyten und Zucker (Glukose). Für die Therapie in Endemiegebieten, in denen ausreichende Mengen intravenöser Infusionsflüssigkeit nicht zur Verfügung stehen, hat die WHO eine oral zu verabreichende Salz- und Glukoselösung in Wasser entwickelt. Diese besteht aus folgenden Komponenten:
Glukose 20 g/l, Natriumbikarbonat 2,5 g/l, Natriumchlorid 3,5 g/l, Kaliumchlorid 1,5 g/l.

Allgemeine Maßnahmen

- Die Hygiene steht an höchster Stelle. Alles muß ganz sauber gehalten werden. Es ist das Oberflächenwasser in den großen Epidemieländern, das verseucht ist. Einfache Filter und Reinigungsmöglichkeiten des Wassers müssen aufgestellt werden.
- Die Räume müssen warm, aber gut gelüftet sein.
- Öfters Einläufe mit warmer Milch machen. Sie sind sehr wohltuend und nährend, obwohl fast alles wieder ausgeschieden wird.
- Das Abreiben des Körpers mit heißen Tüchern tut gut und erfrischt.
- Eiskaltes Wasser zu trinken geben, wenn es der Kranke verlangt.
- Nicht essen, solange die Krankheit noch nicht überwunden ist. Danach vorsichtig mit festem Essen beginnen. Alles, was sonst nicht

gut vertragen wird, meiden. Rohkost lange Zeit weglassen. Süßes, saftiges Obst ist meist wohltuend. Anfänglich ist warme, verdünnte Milch zu empfehlen.

Homöopathische Prophylaxe

Der Beweis einer gut fundierten Wissenschaft liegt in ihrem Vermögen, für noch nicht eingetretene, auch völlig unbekannte Möglichkeiten genau voraussagen zu können, welche Maßnahmen effektiv sein werden.

Als sich die Cholera 1830 langsam Richtung Deutschland bewegte, studierte Hahnemann die Krankheit nochmals eingehend, las alle Berichte aus den schon betroffenen Ländern und legte dann genau die prophylaktischen und therapeutischen Möglichkeiten in der Homöopathie fest. Als die Cholera dann 1831 Deutschland erreichte, waren alle Homöopathen und deren Laienfreunde auf die Cholera vorbereitet.

Während bei der üblichen Krankenversorgung Tausende Menschen auf der ganzen Welt starben, erlebte Deutschland das Wunder einer echten Medizin, der Homöopathie. Der Schutz war bei allen, die ihn anwandten, immer gewährt. Kein Einziger erkrankte. Auch bei den an Cholera Erkrankten, die die homöopathische Prophylaxe nicht gemacht hatten, grenzten die Heilungen durch Homöopathie an Wunder. Manche Homöopathen verloren keinen einzigen Patienten.
Dies alleine sollte Hahnemann einen Ehrenplatz des Dankes in Deutschland gewähren.

Diese Mut einflößende Nachricht erreichte alle Homöopathen in ganz Europa wie ein Lauffeuer. Zum größten Teil waren sie schon vorher von Hahnemann informiert worden. Bei allen späteren Choleraepidemien haben die Homöopathen immer mit größtem Erfolg Cholera behandelt. In Indien, wo die Homöopathie sehr weit verbreitet ist, ist ihre homöopathische Behandlung gang und gäbe. Die Erfolge sind durchweg positiv.

Trotzdem machte die Schulmedizin weiter auf ihre Weise und verlor immer mindestens 50 % der Fälle. Bei der Epidemie 1884 in Frankreich und Italien verloren die Homöopathen hingegen auch unter den schlimmsten hygienischen Verhältnissen nur 8 – 12 % ihrer Cholerapatienten.

Vier Homöopathen in Neapel, Drs. Rubini, Cigliano, Mucci und Orioli, verloren bloß 0,15 bis 1 % (Allgemeine Homöopathische Zeitung, Band 109, Nummer 20). Sie führten die Behandlung genau nach den inzwischen über 50 Jahre bestehenden Anweisungen Hahnemanns durch, wie im Folgenden beschrieben.

Gründliche Desinfektion

Sie rieten ihren Patienten, in Toiletten, an schmutzigen Orten, in Ecken und Räumen, wo Cholerakranke waren, Schwefel zu verräuchern. Personen, die mit Cholerapatienten in Kontakt kamen, wurde geraten, sich eine Weile den Dämpfen von Kampfer auszusetzen. Der Kampfer wurde auf heißen Eisenplatten aufgelöst. Die Ausscheidungen von Erkrankten werden mit starker Kampferlösung desinfiziert.

Prophylaxe

Rubinis Kampferlösung wurde allen Erkrankten gegeben. Diese Lösung besteht aus einem Teil Kampfer in einem Teil Wein. Es wurden fünf, drei oder zwei Tropfen auf Zucker 2 bis 3 mal täglich während der Epidemie verabreicht. Wir empfehlen, die homöopathische Prophylaxe mit der *Cholera Nosode* durchzuführen siehe Seite 58 – 60.

Behandlung

Die vier Homöopathen benutzten hauptsächlich *Rubinis Kampferlösung.*

4 bis 5 Tropfen auf Zucker oder mehr wurden in schlimmen Fällen alle 10 bis 15 Minuten verabreicht, bis die positive Wende stattfand. Dann wurde die Dosis reduziert und die Abstände wurden vergrößert.

Sie benutzten auch die anderen Mittel, welche Hahnemann empfohlen hatte, mit ähnlich gutem Erfolg, wenn sie angezeigt waren, wie *Veratrum album* und *Cuprum*.

Zum Trinken wurde nur frisches Wasser in kleinen Mengen erlaubt. Manchmal gaben sie ein paar Tropfen Rum oder Cognac hinein. Wurde das Wasser wieder erbrochen, ließen sie zerstoßenes Eis in das Trinkwasser geben.

Die Nahrungsaufnahme erlaubten die Homöopathen erst, nachdem Erbrechen und Schweiß aufhörten: Fleischbrühe, wäßrige Suppen, Bouillon und auch mit Wasser sehr verdünnten Wein. Strenge Bettruhe wurde verordnet. Kein Waschen oder sonstige Störung, bis das Schwitzen aufgehört hatte.

Man sollte wissen, daß Kampfer in einer Überdosis töten kann. Genau darin liegt seine Homöopathizität. Wenn er in dieser Weise tödlich ist, indem er einen choleraähnlichen Kollaps produzieren kann, dann kann er diesen lebensgefährlichen Zustand wie bei Cholera heilen. Sollten beim Einsatz als Prophylaktikum oder in der Genesung Symptome wie Benommenheit, Schläfrigkeit, Beklemmung in der Herzgegend oder Kälte und bläuliche Verfärbung der Haut auftreten, dann muß er sofort abgesetzt werden. Bei milderen Symptomen genügt es jedoch, diese durch das Trinken einer Tasse Cappuccino oder Kaffee zu antidotieren und dann die Dosis von Kampfer als Prophylaktikum sehr zu reduzieren. Sollte dies in der Genesung passieren, dann keinen Kampfer mehr geben, sondern mit Sulfur weiter behandeln, außer wenn Symptome für ein anderes Mittel deutlich vorhanden sind.

Kampfer gibt man am besten auf Zucker, da er im Wasser eine schlimme Übelkeit auslösen kann.

Noch ein Prophylaktikum, das von Hering empfohlen wird, sind *Sulfurblüten*. Eine Messerspitze entweder in die Socken oder in die Schuhe streuen, zweimal in der Woche erneuern. Sulfur wird vom Körper über die Haut aufgenommen und wirkt desinfizierend.

Homöopathische Behandlung

Ruddock gibt uns die folgenden Anweisungen für die Behandlung von Cholera:

1. Anfänglicher Durchfall – Rubinis Kampferlösung.
2. Invasives Stadium – Rubinis Kampferlösung oder Aconit (auch die Urtinktur).
3. Voll entwickelte Cholera – Sollte Kampfer unzureichend sein, Arsenicum album, Ammonium sulfuricum, Cuprum aceticum (Anm.: Cuprum metallicum hilft genauso gut), Ipecacuanha, Veratrum album
4. Kollaps – Aconit, Arsenicum album, Carbo vegetablis
5. Typhussymptome – Arsenicum album, Carbo vegetabilis, Cuprum aceticum, Nitricum acidum, Phosphor
6. Genesung – China, Phosphoricum acidum
7. Prophylaxe – China officinalis, Cuprum aceticum

Dr. J. H. Clarke empfiehlt denjenigen, die sehr viel mit der Krankheit in Kontakt kommen, einen Tropfen Cuprum aceticum D 3 morgens und abends zu nehmen.

Weiteres zur Behandlung der Cholera

Kampfer, ganz am Anfang gegeben, heilt Cholera meistens aus.
Bei fortgeschrittener Krankheit *Aconit* geben.

Aconit – Die Schmerzen in den Gedärmen sind sehr heftig und veranlassen den Kranken, laut zu stöhnen. Die Urtinktur oder D 1 benutzen, 2–5 Tropfen auf etwas Wasser alle 10 bis 15 Minuten.

Arsenicum album – Krämpfe, Harn versiegt, plötzliche extreme Entkräftung.

Veratrum album – sehr reichliches Erbrechen und Durchfall.

Cuprum aceticum – extreme Krämpfe mit Erbrechen und Zyanose.

Cuprum metallicum ist praktisch gleich in der akuten Wirkung wie Cuprum aceticum.

Pest

Allgemeines und Historisches

Die Pest ist auch eine epidemische bakterielle Krankheit. Bereits in der Antike viel beschrieben und gefürchtet, hat die Pest unzählige Todesopfer gefordert. Nagetiere tragen diese Krankheit in sich, und Parasiten dieser Tiere wie z.B. Rattenflöhe übertragen die Krankheit auf Menschen. Eine Übertragung von Mensch zu Mensch ist danach möglich. Man unterscheidet vier Verlaufsformen: Die Beulenpest und die abortive, nicht voll ausgebrochene Pest. Die abortive ist die leichteste Form. Die tödlichen Varianten sind die Lungenpest und die Pestsepsis.

Die Lungenpest und die Pestsepsis sind sehr gefährliche Krankheiten. Wir wissen jedoch nicht, ob es möglich ist, die Pestsepsis großflächig zu verbreiten. Die Lungenpest könnte wohl durch Sprays verbreitet werden.

Das kleine Bergdorf Oberammergau in Bayern ist ein Beispiel, wie Gotteskräfte wirken. Geplagt von der Pest betete die Bevölkerung um Gnade und Befreiung von der Seuche und versprach, für die Erlösung Gott ewig zu ehren. Seit dieser Zeit am Anfang des 17. Jahrhunderts wurde dieses Gebiet von der furchtbaren Krankheit erlöst. In Dankbarkeit und Ehrerbietung gibt es seit 1634 regelmäßig alle 10 Jahre in Oberammergau die Passionsspiele.

Der Begriff Pest stammt aus dem Lateinischen und bedeutet ansteckende Krankheit, Seuche.

Die heutige Verbreitung der Krankheit kommt nur noch in den pestverseuchten Reservoiren wildlebender Nager vor. Wer dort angesteckt wird, kann die Krankheit übertragen. Diese Reservoire existieren in Zentralasien, Ost- und Zentralafrika, Südamerika und den Rocky Mountains in den USA. Die Bewohner der Bergwälder und Hochflächen sowie Jäger sind gefährdet.

In historischen Zeiten breitete sich die Pest wiederholt in schweren Seuchenzügen über Europa und Asien aus. Die ersten Berichte über die Erkrankung wurden in Griechenland und in der Bibel niedergelegt. So beschreibt z.B. Thukydides um 430 v. Chr. eine Seuche während des Peloponnesischen Krieges im belagerten Athen. Zwischen 1347 und 1352 breitete sich eine später als der „schwarze Tod" bezeichnete Pandemie aus. Sie kursierte von weit abgelegenen Gegenden Asiens über ganz Europa bis nach Island und forderte in Europa ca. 25 Millionen Tote. Dies entsprach etwa einem Drittel der damaligen Bevölkerung! In der Folgezeit kam es immer wieder zu mehr oder minder schweren Epidemien. 1896 nahm eine erneute Pandemie ihren Ausgang in Asien. Sie hielt ca. 50 Jahre an. Erstmals kam es über die Handelsschiffahrt mit der Verbreitung infizierter Ratten zu Krankheitsfällen in allen großen Häfen der Welt. Diese letzte große Pest-Pandemie verursachte ca. 12 Millionen Todesfälle.

Erreger

Der Erreger der Pest ist Yersinia pestis, ein unbegeißeltes, stäbchenförmiges, gramnegatives (also sich nicht in der Gramfärbung anfärbendes) Bakterium. Es wurde 1894 von A.E. Yersin und S. Kitasato entdeckt und nach dem ersteren benannt.

Infektionswege

Die Pest wird durch verschiedene Ektoparasiten übertragen. Dies sind Parasiten, die auf der Körperoberfläche ihrer Wirte leben wie z.B. Flöhe. Die Rattenpest ist ein häufiger Vorläufer von Epidemien beim Menschen. Rattenflöhe infizieren sich an erkrankten Ratten, suchen nach dem Tod der Ratten den Menschen als Ersatzwirt auf und infizieren ihn mit der Krankheit. Über Menschenflöhe wird die Krankheit dann von Mensch zu Mensch weitergetragen. Eine Ansteckung ist aber auch über infizierte Gegenstände und als Tröpfcheninfektion über die Atemwege möglich.

Inkubationszeit

Die Inkubationszeit beträgt bei der Lungenpest einen Tag, bei der Beulenpest bis zu sechs Tagen.

Symptome

Die Pest ist eine infektiöse Krankheit, die durch die eitrige Entzündung der Lymphknoten und Entwicklung typhusartiger Symptome charakterisiert ist.

Die invasive Phase bei der Beulenpest beginnt mit plötzlicher Schwäche des Körpers und Geistes, Kopfschmerzen, Schwindel, blassem und schlaffem Gesicht, verzerrten Gesichtszügen, apathischen Augen, unbeholfener Sprache, schwankendem Gang. Ein Bild wie von einem Betrunkenen. Der Kranke ist noch ohne Fieber.

In der zweiten Phase entsteht hohes Fieber. Vorher Schüttelfrost. Puls sehr schnell, Atmung beschleunigt. Der Kranke rutscht in eine typhöse Benommenheit, andere Symptome von Typhus sind ebenfalls präsent (siehe auch „Homöopathischer Ratgeber – Reisen“).

Die dritte Phase beginnt mit der Erscheinung der Bubonen (Lymphknotenschwellungen), das Fieber fällt meist. Ein klebriger, stark riechender Schweiß erscheint. Puls wird langsamer und der Kranke erlangt wieder das Bewußtsein. Die Bubonen sind meist in den Leisten, klein und nur an einem Ort. Sie können aber sehr groß werden. Eiterung wird als günstig betrachtet. Die Genesung fängt zwischen dem 6. und 10. Tag an.

Komplikationen sind lang anhaltende Vereiterung und typhöses Fieber, Ohrspeicheldrüsen-, Lungenentzündung, Abszesse und Furunkel.

Der Tod kann in jedem Stadium eintreten.

Bei mehr als der Hälfte der Patienten kommt es zu einem tödlichen Verlauf der Erkrankung durch Übertritt der Erreger in die Blutbahn (Septikämie) mit der Entwicklung einer Lungenpest oder aber zu einer Streuung der Erreger mit ausgedehnten Hautblutungen („schwarzer Tod“).

Die Lungenpest kann sich, wie oben erwähnt, im Verlauf der Beulenpest entwickeln (sekundäre Lungenpest), sie kann aber auch direkt durch eine Tröpfcheninfektion, d.h. eine Übertragung von Mensch zu

Mensch, hervorgerufen werden (primäre Lungenpest). In diesem Fall ist die Inkubationszeit mit 1–2 Tagen sehr kurz. Sie beginnt meist stürmisch mit Atemnot, Husten, Blaufärbung der Lippen und schwarz-blutigem Auswurf. Das Abhusten des hochinfektiösen Sputums ist sehr schmerzhaft. Später entwickelt sich ein Lungenödem mit Kreislaufversagen. Unbehandelt verläuft die Lungenpest immer tödlich, meist zwischen dem 2. und 5. Krankheitstag. Zumindest ist in der Schulmedizin kein einziger Fall bekannt, in dem ein Erkrankter ohne Behandlung überlebt hat! Durch Gottesheilungen im Mittelalter (z.B. in Venedig) geschahen natürlich auch hier Wunder, und Meisterwerke der Kirchenmalerei geben uns bis heute davon ein Zeugnis. Homöopathen haben aufgrund der Quarantänebedingungen nur schwer Zugang zu Erkrankten bekommen, so daß nur vereinzelt Heilberichte vorliegen.

Die Pestsepsis tritt nicht nur als Komplikation der Beulen- und Lungenpest auf, sie kann auch primär ohne andere Symptome vorkommen und endet fast immer tödlich. Neben diesen drei schweren Verlaufsformen sind auch milde Verläufe möglich. Man spricht dann von der abortiven Pest. Sie geht oft nur mit mildem Fieber und einer geringen Lymphknotenschwellung einher und verleiht eine langanhaltende Immunität.

Diagnose

Die Verdachtsdiagnose ergibt sich aus dem Beschwerdebild des Patienten und den Begleitumständen (Epidemiologie). Die Erreger werden mikroskopisch und kulturell in Sputum, Blut oder im Lymphknoteneiter nachgewiesen. Die ersten Fälle werden in der Regel nicht erkannt, besonders wenn es sich um die Lungenpest handelt.

Allopathische Therapie

Für eine erfolgreiche Therapie ist die Anwendung von Antibiotika so frühzeitig wie möglich notwendig. Penizilline sind nicht wirksam. Eingesetzt werden Tetrazykline, Streptomycin, Sulfadiazin oder Chloramphenicol.

Sterblichkeit

Die Letalität beträgt bei der unbehandelten Pestsepsis und Lungenpest bis zu 100%.

Prophylaxe

Die Prophylaxe mit Sulfonamiden oder Tetrazyklinen bei Risikogruppen, wie z.B. Krankenhauspersonal, hat die durch Nebenwirkungen belastete Schutzimpfung abgelöst. Die Pest gehört nach dem Bundesseuchengesetz zu den meldepflichtigen Erkrankungen; zu melden sind Verdacht, Erkrankung und Tod.

Allgemeine Maßnahmen

Die allgemeinen Maßnahmen bestehen in Sauberkeit und viel Frischluftzufuhr. Ein bis zwei mal am Tag sollen die Räume mit Kaffee ausgeräuchert werden: Ein paar Löffel Kaffee in eine Pfanne geben und stark erhitzen, bis der Kaffeerauch richtig aufsteigt. Mit der Pfanne alle Ecken des Raumes ausräuchern.

Die Nahrungsaufnahme ganz einstellen, außer Obst. Dies kann in größeren Mengen mindestens dreimal am Tag gegessen werden, am besten in gebackener Form. Morgens kann es frisches Obst sein. Viel frisches, sauberes (ohne Chlor usw.), stilles, kühles Wasser zum Trinken geben, außer wenn der Kranke warmes Wasser verlangt. Zwei bis drei Mal am Tag ein Glas milchsäurehaltigen Brottrunk trinken (im Unterschied zum getoasteten Brottrunk aus unserem Buch „Selbstheilung durch Homöopathie"). Man kann den Brottrunk kaufen oder selber machen.

Brottrunk Rezept

Ein Stück altes biologisches Brot, am besten Sauerteigbrot, in kleinere Stücke schneiden, mit heißem Wasser übergießen und zugedeckt mindestens 24 Stunden stehen lassen. Für einen Liter des Getränkes etwa einen Viertel Laib Brot nehmen. Schon nach 24 Stunden kann man es trinken. Je länger das Brot durchzieht, desto saurer wird es. Wenn es den gewünschten Säuregehalt hat, das Brot abseihen und den Brottrunk im Kühlschrank aufbewahren.

Eine gebackene Kompottidee

2 süß-saure oder saure Äpfel, eine Birne, 2 große oder 4 kleine Datteln, klein geschnitten, ein paar gehackte Mandeln. Alles im Backofen backen, bis der Saft fließt. Es kann beliebig anderes Obst verwendet werden.

Homöopathische Prophylaxe

Die Nosode aus dem Krankheitsprodukt der Pest, *Pestinum,* auch *Serum von Yersin* genannt, oder aus dem Eiter der Krankheit hergestellt, *Lomine* genannt, bietet die beste Prophylaxe. Nehmen Sie die Nosode, die Sie bekommen können. Siehe Seite 58–60.

Kalium phosphoricum D 12, 2 x täglich 2 Tabletten als zusätzliche Prophylaxe, stärkt das Immunsystem gegen Pest.

Homöopathische Behandlung

Die Pest bricht gleich mit voller Wucht aus. Es ist nicht wie bei anderen Krankheiten, wo wir eine kürzere oder längere Prodromalphase haben. Der Patient ist gleich schwer krank. Aus diesem Grund kann man sofort anfangen, mit der Pestnosode zu behandeln. Man braucht nicht wie bei der leichteren Form der Pocken und anderen Krankheiten zu warten.

Auch bei der schweren Form der Pocken wartet man nicht.

- *Pestinum* wird alle 2–4 Stunden je nach Schwere der Krankheit wiederholt. Bei Lungenpest und Pestsepsis noch häufiger. Mit Pestinum haben Homöopathen die besten Erfolge erzielt.

- Wenn große Entkräftung vorhanden ist, sollten zwischen den Gaben von Pestinum jeweils 2 Tabletten *Kalium phosphoricum* D 12 bis C 200 gegeben werden.

- Sollte es zu Pestsepsis kommen, *Anthracinum* abwechselnd mit *Pestinum* geben und sechs Mal am Tag *Gunpowder* D 3 – D 12, jeweils 2 Tabletten.

- Bei Lungenpest sind sehr häufige Gaben von Pestinum erforderlich.

Botulismus

Die Ansteckungsgefahr

Botulismus ist eine schwere, lebensbedrohliche Lebensmittelvergiftung und keine ansteckende Erkrankung. Er wird durch den Verzehr von schlecht konservierten Lebensmitteln, die das Botulismustoxin enthalten, ausgelöst, das wiederum von dem Bakterium Clostridium botulini gebildet wird. Die beste Vorbeugung besteht darin, keine Konserven zu verzehren, die aufgetrieben sind. Gleiches gilt für den Inhalt von Gläsern, deren Deckel undicht sind. Auch alte Wurst, Wurstsalate usw., die lange im Kühlschrank liegen, sollten weggeworfen werden. Dies gilt vor allem für selbst Eingemachtes. Das Botulismustoxin kann durch Kochen zerstört werden.

Botulismusbakterien sind als Biowaffe praktisch nicht verwendbar, da sie unter dem Einfluß von Sauerstoff, also auch an der Luft, nicht lebensfähig sind. Das Botulismustoxin, das zu den stärksten bekannten Giften überhaupt gehört, ist dagegen durchaus als Waffe einsetzbar. Das Versprühen z.B. aus einem Sportflugzeug über einem Wohngebiet würde theoretisch zu verheerenden Auswirkungen führen. Die Herstellung derartiger Aerosole ist aber technisch nicht leicht.

Das Vergiften von Lebensmitteln und Ähnlichem in einem räumlich begrenzten Bereich ist hingegen leider vorstellbar.

Allgemeines und Historisches

Der Name Botulismus ist von dem lateinischen Wort „botulus“ abgeleitet, was soviel wie Wurst bedeutet.

Wurst war früher besonders oft mit Botulismustoxin verunreinigt. Toxine sind Giftstoffe, die von Mikroorganismen wie z.B. Bakterien, aber auch von Pflanzen oder Tieren gebildet werden und nach einer bestimmten Inkubationszeit eine spezifische Wirkung entfalten. Das Botulismustoxin gehört zu den stärksten bekannten Giften. Bereits 0,0001 mg sind für den Menschen tödlich.

Botulismus wurde erstmals 1820 von Justinus Kerner anläßlich einer Epidemie beschrieben, die durch den Verzehr von verunreinigter Wurst verursacht wurde. Erst 1897 gelang van Ermengen die Isolation des Botulismustoxins.

Erreger

Das Botulismustoxin wird von dem Bakterium Clostridium botulini gebildet.

Clostridium botulini ist ein grampositives, sporenbildendes, stäbchenförmiges Bakterium, das zur Familie Bacillaceae gehört. Andere Vertreter dieser Familie, die durch Toxinbildung lebensgefährliche Erkrankungen auslösen können, sind z.B. Clostridium perfringens (Gasbrand), Clostridium tetani (Tetanus) oder Bacillus anthracis (Milzbrand). Die Sporen von Clostridium botulini kommen weltweit vor.

Es gibt verschiedene Typen von Clostridium botulini. Für den Menschen gefährlich sind die Toxine der Typen A, B, E und F. Clostridium botulini ist ein obligat anaerobes Bakterium.

Übertragung

Es handelt sich bei Botulismus um eine Vergiftung und nicht um eine ansteckende Erkrankung. Eine besondere Gefährdung geht von eiweißreichen Lebensmittelkonserven aus, die z.B. Fleisch, Fisch oder Hülsenfrüchte enthalten, die mit Clostridium botulini verunreinigt sind. Unter Luftabschluß können sich die Bakterien vermehren und Toxine bilden. Bei industriell hergestellten Konserven ist die Gefahr verhältnismäßig klein, selbstgemachte Konserven bergen ein höheres Risiko. In ca. 90% aller Botulismusfälle sind selbstgemachte Konserven die Toxinquelle. Verdächtig sind alle Konserven, die durch eine Gasentwicklung aufgetrieben sind, bzw. Gläser, deren Deckel nicht auf der Gummidichtung haften. Eine erhöhte Gefahr geht auch von geräuchertem Fleisch und Fisch aus. Im Allgemeinen haben die mit Botulismustoxin verunreinigten Lebensmittel einen Geschmack und Geruch von Buttersäure, da die Clostridien eiweißspaltende Enzyme freisetzen. Lediglich beim Typ E erscheinen die Nahrungsmittel völlig normal. Der Typ E kommt vorwiegend bei Fischkonserven bzw. geräuchertem Fisch vor.

Entscheidend für die Verbreitung des Toxins ist die Fähigkeit von Clostridium botulini, Sporen zu bilden. Durch das Erhitzen der Lebensmittel auf ca. 100 °C werden zwar die Clostridien abgetötet, die

Sporen sind jedoch hitzestabil und können ein Erhitzen auf 100 °C für mehrere Stunden überstehen. Unter Ausschluß von Sauerstoff können aus den Sporen neue Clostridien auskeimen und Toxine bilden. Die Sporen können allerdings innerhalb von 30 Minuten in 120 °C heißem Dampf abgetötet werden. Das Botulismustoxin wiederum ist hitzelabil: Es wird durch Kochen der entsprechenden Lebensmittel innerhalb weniger Sekunden zerstört.

Eine besondere Form des Botulismus betrifft Säuglinge in den ersten Lebensmonaten; man spricht dann auch von infantilem Botulismus. Diese Form des Botulismus wurde 1976 erstmals beschrieben. Entscheidend ist hierbei nicht die Aufnahme des Botulismustoxins, sondern die Aufnahme von Sporen, die besonders häufig in Honig vorkommen. Auf Grund von besonderen Bedingungen im kindlichen Darm, welche die Vermehrung der anaeroben Bakterien unter Sauerstoffausschluß gestatten, erfolgt die Toxinbildung erst im Darm des Patienten. Trotz der Ausscheidung von Clostridien, Sporen und Toxinen mit dem Stuhl sind Übertragungen von Botulismus zwischen einzelnen Menschen bisher nicht bekannt.

Das Toxin kann prinzipiell auch eingeatmet und über die Lunge aufgenommen werden. Dies ist aber sehr selten der Fall. Eine weitere, eher seltene Form der Aufnahme des Botulismustoxins erfolgt über Wunden, die mit Clostridium botulini infiziert sind. Über diese Form des Botulismus wurde erstmals 1951 berichtet.

Inkubationszeit

Die Inkubationszeit beträgt nach Aufnahme des Giftes in der Regel zwischen 12 und 36 Stunden. Je kürzer die Inkubationszeit, umso schwerer ist die Vergiftung und dementsprechend höher ist dann auch die Sterblichkeitsrate. Bei besonders kleinen Giftmengen kann die Inkubationszeit jedoch auch bis zu 10 Tagen dauern.

Werden vom Patienten die Sporen aufgenommen und erfolgt die Vermehrung der Clostridien mit der Toxinbildung erst im Darm des Patienten, sind Rückschlüsse auf die Inkubationszeit im Allgemeinen nicht möglich. Botulismus kommt sporadisch vor.

Symptome

Beschwerden beim Botulismus entstehen infolge der blockierten Signalübertragung zwischen Nerven und Muskeln. Sie äußern sich als Lähmungen der entsprechenden Muskeln.

Zuerst betroffen sind meist die Augenmuskeln. Die Patienten sehen verschwommen, sind lichtscheu, klagen über Doppelbilder und können die Augen nur schwer geöffnet halten. Im weiteren Krankheitsverlauf treten Zeichen der Bulbärparalyse auf. Darunter versteht man Lähmungserscheinungen der Lippen-, Zungen-, Gaumen- und Kehlkopfmuskulatur. Dies führt zu Sprechstörungen und vor allem zu schweren Schluckstörungen mit der Gefahr der Aspiration, also des „Einatmens“ von Speisen, Getränken oder Speichel in die Atemwege. Die Schluckstörungen werden durch eine ausgeprägte Mundtrockenheit zusätzlich verstärkt.

Greift die Lähmung auf die Muskulatur der inneren Organe über, treten Übelkeit, Erbrechen, Durchfälle, später Verstopfung und krampfartige Bauchschmerzen auf. Die Lähmungen breiten sich vom Kopf absteigend auf alle Muskeln aus. Besonders gefährlich ist eine Lähmung der Atemmuskulatur, die unbehandelt zum Erstickungstod führt. Während des gesamten Krankheitsverlaufes sind die Patienten bei vollem Bewußtsein.

Säuglinge mit Botulismus fallen durch eine allgemeine Ruhelosigkeit sowie die Verweigerung der Nahrungsaufnahme auf. Schluckstörungen sowie die Unfähigkeit, die Augenlider zu öffnen, sind ernstzunehmende Symptome. Mit weiterem Voranschreiten der Erkrankung kommt es zu einer Schwäche der gesamten Muskulatur. Ist die Atemmuskulatur gelähmt, besteht Lebensgefahr. Es ist durchaus möglich, daß einige Fälle des Plötzlichen Kindstodes durch infantilen Botulismus verursacht sind.

In der Regel handelt es sich aber um Impffolgen (Quelle: Dr. Kira Scheibner „Impfungen, Immunschwäche und Plötzlicher Kindstod“. 100 Jahre Impfforschung und Impferfahrung beweisen, dass Impfungen einen medizinischen Angriff auf das Immunsystem darstellen und die Hauptursache für den Plötzlichen Kindstod (SID) sind. Hirthammer Verlag, München 2000.

Diagnose

Die Diagnose wird auf Grund der typischen neurologischen Beschwerden der Patienten im Zusammenhang mit dem Verzehr von Eingemachtem bzw. Geräuchertem gestellt. Häufig sind gleichzeitig mehrere Personen betroffen. Zur Sicherung der Diagnose überträgt man Serum des Patienten einmal mit und einmal ohne gleichzeitige Gabe eines Antitoxins, also eines Gegengiftes, auf Mäuse. Versterben die Mäuse, die kein Antitoxin erhielten, liegt sicher Botulismus vor.

Therapie

Patienten mit dem Verdacht auf Botulismus müssen sofort in ein Krankenhaus gebracht werden. Die Behandlung umfaßt die Giftelimination, also die Beseitigung des Botulismustoxins aus dem Körper, die Gabe eines Antitoxins, also eines Gegengiftes, sowie die symptomatische Therapie, also die Behandlung der Beschwerden. Da das Botulismustoxin auch die Muskulatur des Magen-Darm-Traktes lähmt, ist der Versuch der Beseitigung des Toxins sowohl aus dem Magen als auch aus dem Darm angezeigt. Das Ziel besteht darin, eine weitere Resorption, also Aufnahme, des Giftes aus dem Magen-Darm-Trakt in das Blut zu verhindern. Möglich ist dies z.B. durch eine Magenspülung und durch die Gabe von Abführmitteln.

Antitoxin

Die eigentliche Behandlung besteht in der Gabe eines Antitoxins, also eines Gegengiftes. Es gibt ein trivalentes Antitoxin, das gegen die Typen A, B und E wirksam ist. Ist der Typ des Botulismustoxins bekannt bzw. bereits bestimmt worden, kann auch ein monovalentes Antitoxin gegeben werden. Das Antitoxin stammt vom Pferd und kann seinerseits allergische Reaktionen wie z.B. die Serumkrankheit, aber auch einen anaphylaktischen Schock auslösen. Vor der Gabe des Antitoxins wird daher eine Testung am Patienten, z.B. durch die Gabe einer kleinen Menge des Antitoxins unmittelbar unter die Haut, durchgeführt. Kommt es zu keinerlei allergischer Reaktion, wird das Antitoxin direkt in die Vene gegeben. Das Antitoxin kann nur frei im Blut befindliches und nicht an Gewebestrukturen gebundenes Botulismustoxin inaktivieren.

Symptomatische Therapie

Neben der Gabe des Antitoxins ist eine an den Beschwerden orientierte symptomatische Therapie der Patienten notwendig. Dazu gehört insbesondere bei einer Lähmung der Atemmuskulatur die Beatmung des Patienten. Bei Schluckstörungen wird häufig eine künstliche Ernährung notwendig sowie eine Absaugung des Mageninhaltes, um eine Aspiration mit der Gefahr einer Lungenentzündung zu vermeiden.

Durch Medikamente, welche die Erregungsübertragung zwischen Nerven und Muskeln begünstigen, kann ebenfalls eine Besserung der Beschwerden erreicht werden. Durch Prostigmin kann z.B. die Lähmung der Darmmuskulatur günstig beeinflußt werden. Cholinergika wiederum verbessern das verschwommene Sehen. Säuglinge mit Botulismus werden rein symptomatisch behandelt. In schweren Fällen kann ein Blutaustausch erwogen werden. Auf die Gabe des Antitoxins sollte möglichst verzichtet werden.

Sind infizierte Wunden der Ausgangspunkt des Botulismus, ist eine operative Wundversorgung meist unumgänglich. Zusätzlich empfiehlt sich die Gabe von Antibiotika, die gegen Clostridium botulini wirksam sind wie z.B. Penicillin.

Komplikationen

Die am meisten gefürchteten Komplikationen bei Patienten mit Botulismus sind die Lähmung der Atemmuskulatur, die unbehandelt zum Tod führt, und der Herzstillstand.

Prognose und Sterblichkeit

Es handelt sich um eine schwere, lebensbedrohliche Erkrankung. Die Erholung nach überstandener Erkrankung dauert Monate. Die Lähmungserscheinungen bilden sich nur sehr langsam über viele Monate zurück.

Die Sterblichkeit bei Botulismus betrug vor Einführung des Antitoxins bis zu 90 %. Seitdem das Antitoxin zur Verfügung steht, konnte die Sterblichkeit auf ca. 10 bis 15 % erheblich gesenkt werden.

Prophylaxe

Man kann Botulismus erfolgreich vorbeugen, wenn man auf den Verzehr von Lebensmitteln aus aufgetriebenen Konserven bzw. undicht verschlossenen Gläsern verzichtet. Da das Botulismustoxin durch Hitze zerstört wird, sollten Lebensmittel in Zweifelsfällen kurz erhitzt bzw. gekocht werden.

Meldepflicht

Der Verdacht, die Erkrankung und der Tod durch Botulismus sind meldepflichtig.

Homöopathische Prophylaxe und Behandlung

Die homöopathische Prophylaxe wird mit der *Botulinumnosode* gemacht. Siehe Seite 58–60.

Die homöopathische Behandlung erfolgt hauptsächlich mit der *Botulinumnosode*. Je nach Schwere der Symptome halbstündlich bis alle zwei Stunden geben.

- Sollten starke Krämpfe im Magen vorhanden sein, dann zusätzlich *Belladonna* C 200 alle 10 Minuten geben.
- Ist das ranzigartige Brennen in der Speiseröhre und im Magen stark, dann *Aceticum acidum* D 6, 5 Tropfen mit etwas warmem Wasser, häufig wiederholen.
- Sollte Aceticum acidum nicht vorhanden sein, dann einfach einen Eßlöffel *Essig mit einem Glas warmem Wasser und etwas Honig trinken*. Dieses Getränk ist gut, um das Toxin zu neutralisieren und auszuscheiden.

Ebola

Herkunft

Ebola kam aus dem Dunkeln und bleibt heute noch im Dunkeln bezüglich des Infektionswirtes des Virus. Das Ebolavirus löst hämorrhagisches Fieber aus und trat 1976 in das Bewußtsein der Öffentlichkeit, als in Nzara, Südsudan, und Yamkubu, Nordzaire, eine bis dahin unbekannte Krankheit ausbrach. Von den 284 infizierten Menschen im Sudan starben 117. In der Demokratischen Republik Kongo, seit 1997 nicht mehr Zaire, gab es 318 Fälle mit 280 Toten.

Ebola ist aber nur eine der vielen neuen Krankheiten, die seit kurzem aufgetreten sind. Man fragt sich, was läßt so viel Neues gehäuft auf uns zukommen? Welche Bewußtseinsprozesse sind anzuschauen? Sind es solche, die nur mit den Krankheiten zu tun haben, oder sind komplett andere Sachen damit verbunden? Wir haben bisher keine Antworten gefunden. Auf jeden Fall ist das Ebolavirus als Biowaffe einsetzbar. Um es jedoch im großen Stil einzusetzen, sind kaum genügend Biowaffen da, die auch sehr viel Expertise und Geld benötigen.

Allgemeines und Geschichtliches

Die Namen aller hämorrhagischen Fiebererkrankungen werden nach der Region des ersten bekannt gewordenen Auftretens benannt. In diesem Fall nach dem Ebola-Fluß im ehemaligen Zaire. Jedoch trat der erste Fall im Juni 1976 in Nzara, Sudan, auf. Nur wurden er und die darauf folgenden Fälle nicht als eine neue Krankheit erkannt.

Erst das Auftreten der Krankheit im September desselben Jahres in Yamkubu lenkte die Aufmerksamkeit der Menschen auf das Phänomen. Seitdem sind noch fünf bedeutende Ausbrüche der Krankheit bekannt geworden.

1977/78 in Zaire, 1979 und 1983 im Sudan, 1995 in dem Städtchen Kikwit in Zaire und im Oktober des Jahres 2000 in Uganda. Diese Epidemie scheint die größte bisher zu sein. Bei der Epidemie 1995 in Zaire erkrankten ca. 315 Personen, von denen ca. 80 %, also 244 verstarben. Vereinzelte Ausbrüche gibt es immer wieder. Bei dem Ausbruch im Jahr 1979 im Sudan waren relativ wenig Menschen betroffen; von 34 Erkrankten verstarben 22. Vom Sudan gibt es keine richtigen Zahlen.

Die meisten Infektionen traten in den Krankenhäusern auf, in denen die bereits Erkrankten behandelt wurden. Die hygienischen Bedingungen in diesen Krankenhäusern sind schlecht wegen der ungenügenden Entsorgung von infiziertem Material sowie der Mehrfachnutzung von OP-Bestecken und Spritzen. Mit strengerer Hygiene konnte die Ausbreitung immer gut eingedämmt werden.

Erreger

Hämorrhagisches, d.h. Blutungen auslösendes Fieber wird durch eine bestimmte Gruppe von Viren übertragen. Es gibt vier verschiedene Familien von Viren, die hämorrhagisches Fieber auslösen: Filoviren, Arenaviren, Flaviviren und Bunyaviren. Die häufigsten Wirte dieser Viren sind Nagetiere und Insekten (Mücken und Mosquitos). Beim Ebolavirus ist auch heute noch trotz vieler Forschung der natürliche Wirt unbekannt.

Das Ebolavirus ist ein RNA-Virus aus der Klasse der Filoviren. Sie werden als Filiae, „Fäden“, bezeichnet, da sie unter dem Elektronenmikroskop wie sehr dünne Fäden aussehen. Es sind von diesem Virus drei Antigenvarianten bekannt: das Ebolavirus, das Marburgvirus und das Restonvirus. Letzteres wurde in Reston, Virginia, von zehn in Quarantäne lebenden Affen isoliert.

Symptome

Die Symptome des Ebola-Fiebers beginnen 2 bis 21 Tage nach der Infektion. Die Betroffenen entwickeln plötzlich Fieber, Schüttelfrost, Kopfschmerzen, Muskelschmerzen, Halsschmerzen, Schwäche und verlieren jeglichen Appetit. Im weiteren Krankheitsverlauf treten Erbrechen, Durchfall, Magenkrämpfe und starke Brustschmerzen auf. Des weiteren verringert sich die Leber- und Nierenfunktion. Es kommt zu starken Gerinnungsstörungen und die Patienten beginnen überall zu bluten: im Magen-Darm-Trakt, unter der Haut und gegebenenfalls aus den Einstichstellen von Spritzen. Am 5. bis 7. Krankheitstag tritt ein masernartiger Hautausschlag auf, der aber nur auf heller Haut gut sichtbar ist. Neurologische Symptome mit Lähmungen und Psychosen sind häufig. Der Tod tritt meist um den 9. Krankheitstag auf.

Infektionswege

Das Ebolavirus wird durch sehr engen Körperkontakt übertragen. Die Körperflüssigkeiten einer erkrankten Person sind höchst ansteckend und das Pflegepersonal ist besonders gefährdet, wenn die hygienischen Maßnahmen v. a. in Hinsicht auf infizierte Spritzen oder OP-Bestecke nicht eingehalten werden. Das Ebolavirus kann auch durch sexuellen Kontakt übertragen werden.

Infizierte Personen stellen in der Regel keine Ansteckungsgefahr dar, wenn sie noch keine Krankheitssymptome zeigen. Nach der Genesung sind sie nicht mehr ansteckend. Die Viren sind nur noch für eine kurze Zeit nach der durchgemachten Krankheit in den Genitalsekreten nachzuweisen. Zweitinfektionen mit dem Virus sind bisher nicht bekannt.

Diagnose

Es können Antigene, Antikörper oder die spezielle RNA des Virus nachgewiesen werden. Eine andere Möglichkeit besteht darin, das Virus auf bestimmte Nährböden zu bringen und zu beobachten, ob es sich dort vermehrt. Die Methoden sind sehr kompliziert und teuer und können daher in den befallenen Ländern nicht oder nur unzureichend ausgeführt werden. Durch die in der Regel späte Diagnostik kann es zu relativ großen Krankheitsausbrüchen kommen.

Therapie

Zur Zeit existiert gegen das Virus selber kein Therapeutikum. Die Blutgerinnungsstörungen müssen intensivmedizinisch behandelt werden. Idealerweise sollte die Behandlung auf Isolierstationen erfolgen. Nach

Laborinfektionen in England kam es bei Patienten, die das Serum von genesenden Ebola-Patienten erhielten, zum Nachlassen der Krankheit.

Sterblichkeit

Es gibt keine sicheren Zahlen über Erkrankte und Verstorbene. Deswegen wird die Sterblichkeit auf einen Wert zwischen 50% und 90% geschätzt.

Prognose und Prophylaxe

Das Hauptproblem für die herkömmliche Medizin bei der Infektion mit dem Ebolavirus ist die ungeklärte Primärinfektionsquelle. Während der letzten Epidemien haben sich die Wissenschaftler viel Mühe gegeben und große Mengen Tiere der entsprechenden Gegend eingefangen und daraufhin untersucht, ob sie das Virus als Hauptwirt beherbergen. Sie konnten aber bisher keinen finden und stellen Fragen wie: „Kann sich das Ebolavirus bei vielen verschiedenen Wirten einnisten oder ist es möglich, daß es ohne speziellen Wirt im Dschungel lebt?" Pflanzenviren sind hypothetisch angenommen worden. Es wurde im Labor beobachtet, daß Fledermäuse an der Infektion nicht sterben und daher ein Wirt sein könnten. Es wurde festgestellt, daß Ansteckungen nach dem Genuß von Schimpansenfleisch vorgekommen sind. Aber da diese Tiere selber auch an der Krankheit versterben, kommen sie als Primärwirt nicht in Frage.

Eine Impfung gegen das Ebolavirus gibt es noch nicht. Auch die DNA-Immunisierung von Affen gegen den Erreger ist nicht viel weitergekommen.

Meldepflicht

In der Bundesrepublik Deutschland ist der Verdacht auf eine Erkrankung, die Erkrankung selber sowie der Tod durch das Ebolavirus meldepflichtig.

Homöopathische Möglichkeiten

Erinnern wir uns an den Sieg Hahnemanns bei der Cholera. Hätte er warten müssen, bis er wußte, welcher Erreger die Cholera auslöst, wie genau der Bazillus weitergetragen wird (im Falle Ebola ist die Suche nach dem Primärwirt ein großer Faktor der Handlungsunfähigkeit), wären Jahre und Jahrzehnte verstrichen, und die Homöopathen hätten hilflos der Verbreitung der Epidemie zuschauen müssen. Seit dem ersten Fall von Ebola 1976 sind Jahrzehnte vergangen. Heilung und auch die Homöopathie können nur auf dem Boden des Friedens wachsen. Solange man glaubt, die Tiere, die Natur und auch den Menschen für den Fortschritt quälen zu müssen, wird keine Heilung möglich sein.

- Auch hier kommt die Nosode zum Einsatz, nämlich die *Ebolanosode*, sowohl für die Prophylaxe als auch für die Behandlung. Je nach Schwere der Krankheit alle 2 bis 4 Stunden wiederholen (Prophylaxe siehe S. 87–89).

- Auf Grund der Natur der Krankheit und ihrer Symptome sehen wir einen guten Bezug zu *Carbo vegetabilis*: die besondere Reaktionslosigkeit und Apathie der Erkrankten. Wir empfehlen seinen Einsatz ab dem dritten Tag in der D12, alle 2 Stunden 5 Tropfen auf etwas Wasser oder 2 Tabletten.

- Wegen der Blutungen siehe unter Milzbrand: *Sulfuricum acidum, Ferrum arsenicosum und Elaps corralium.*

Als Ernährung während der Erkrankung schlagen wir Folgendes vor:
- dünnflüssige Suppen mit viel frischen Kräutern, Baumrinden und Wurzeln, geringe Mengen Fleisch können auch darin sein.
- Viel zum Trinken geben: Wasser und einheimische Tees.

Einführung in die Therapie mit den Chakrablüten Essenzen

Der ursprüngliche Titel dieses Buches lautete „Biowaffen und Homöopathie“. Es wurde 2001 knapp zwei Monate nach dem 11. September veröffentlicht.

Damals gaben uns die Medien zu verstehen, daß die Gefahr eines Ausbruchs der früheren Seuchen wie Pest und Pocken sehr real sei. Damals kam es weder vereinzelt noch im größeren Maß zu Krankheitsausbrüchen. Doch heute hat diese Bedrohung durch eine eigenartige Wende an Relevanz gewonnen. Die Gefahren in Form von mutierten Pathogenen der früheren Seuchen könnten nunmehr auf uns zukommen.

Die Coronazeit hat uns einiges gezeigt und uns gelehrt: COVID-19 ist kaum eine derartige Bedrohung, wie sie die alten Seuchen in mutierter Form darstellen könnten. In den 21 Jahren seit 2001 haben wir einen großen Schatz von Erfahrungen mit den Chakrablüten Essenzen, besonders in der Coronazeit, gesammelt. Dieses Wissen wird für uns von unschätzbarem Wert sein, falls eine der alten Seuchen wieder auftauchen würde.

Diese noch sehr junge Therapie, die wir vor 25 Jahren entdeckt und aufgebaut haben, ist ähnlich wirkungsvoll wie die Homöopathie, jedoch basiert sie nicht auf dem Ähnlichkeitsprinzip, sondern heilt über die Kraft der Chakren, welche als Energiezentrum im Körper fungieren. Das Vorhandensein der Chakren schilderten die indischen Seher schon vor vielen Tausenden von Jahren in den Schriften über die Gesetzmäßigkeiten des Lebens, Veden genannt. Demnach hat der Mensch entlang der Wirbelsäule bis zum Scheitel sieben Hauptkraftzentren:

7. Chakra – Kronen- oder Scheitelchakra
6. Chakra – Stirnchakra – zwischen den Augenbrauen
5. Chakra – Kehlkopfchakra
4. Chakra – Herzchakra – Brustmitte
3. Chakra – Nabelchakra – Nabel
2. Chakra – Sexualchakra oder Sakralchakra – Unterleib
1. Chakra – Grundsatzchakra – früher Wurzelchakra genannt – am Steißbein

In anderen Körperteilen oder Organen gibt es eine Vielzahl von Nebenchakren.

Die Chakren sind Reservoire für die kosmischen Energien, die in den unterschiedlichsten Weisen den Geist, die Gefühlswelt aber auch den physischen Körper nähren.

Wenn die Chakren beschädigt, verschmutzt oder energiearm sind, bekommt der Mensch diese höchst wichtige Nahrung zum größten Teil nur noch in inadäquater Form, manchmal ist sie sogar sehr verseucht, das heißt krankmachend.

Die Chakrablüten Essenzen vermögen auf die Energiezentren heilsam und aufbauend zu wirken. Die krankhaften Energien in den Chakren werden durch die äußerst kraftvollen heilsamen Energien der Chakrablüten Essenzen positiv umgewandelt. Dadurch erhält der Mensch umgehend wieder die feine aufbauende Nahrung, die ihm bisher so bitter gefehlt hat. Gestärkt durch die wohltuende Nahrung fängt der Körper an sich zu regenerieren. Er kann jetzt die entsprechenden Selbstheilungskräfte adäquat mobilisieren, um die krankhaften Bereiche und Energien wieder ins Lot zu bringen.

Stärkung des Immunsystems

Welche Möglichkeiten, bieten uns die Chakrablüten Essenzen das Immunsystem zu stärken?

1. Die gezielte Mobilisierung der entsprechenden Selbstheilungskräfte des Körpers
2. Die Stärkung des Körpers gegenüber belastenden Energien wie Radioaktivität und 5G
3. Stärkung des Körpers vor Toxinen wie Graphenoxyd, Impftoxine, Spike-Proteine, Schwermetalle und Medikamenten
4. Aufbau der geschwächten Organe

1. Mobilisierung der Selbstheilungskräfte

Jede Chakrablüten Essenz **mobilisiert in ihrem Bereich die Selbstheilungskräfte**. Es gibt jedoch Essenzen, die in einer besonderen Weise das Immunsystem stärken.
Die wichtigsten sind:

Herzchakra Essenz, Nr. 1 (Moorsteinbrech)
Wenn zu viel Streß auf das Herz wirkt, kann sich das bei einem Menschen, dessen Schwachstelle das Herz ist, nachteilig auf das Immunsystem und den Blutdruck auswirken, vor allem wenn es sich um emotionalen Streß handelt. Der Mensch verliert seine körperliche und geistige Kraft, und es kommt eine gewisse Angst vor Ansteckung hoch. Die Essenz verleiht Mut, daß einem äußerliche Angriffe, auch virale, nichts mehr anhaben können.
Sie trägt die Affirmation: *„Möge das Herz lachen!"*

Leberchakra Essenz, Nr. 2 (Rotviolette Distel)
Wenn die Leber durch negative körperliche oder emotionale Einwirkungen belastet ist, wird das Immunsystem geschwächt und empfänglich für Krankheiten. Der Einfluß von Ärger über sich selbst oder andere erzeugt Stoffwechselgifte, welche mit der Leberchakra Essenz derart umgewandelt werden können, daß sie sich nicht mehr zum Schaden auswirken. Sie unterstützt die Tätigkeit von Leber und Galle und fördert die Entgiftung von belastenden Stoffen. Auch zu schweres Essen kann in Verbindung mit einem empfindlichen Magen oder Gallensäften die Abwehrkräfte schwächen und Krankheitserregern freien Zutritt verschaffen.
Affirmation: *„Freude, Freude, Freude!"*

Solarplexus Essenz, Nr. 3 (Kohllauch)
Belastungen des größten Nervenzentrums unseres Körpers, des Solarplexus, wirken sich auf Magen, Darm und Bauchspeicheldrüse aus. Aufregung, die mit Erwartungsangst gekoppelt ist, kann Gefühle des

totalen Versagens und der Verlassenheit auslösen. Die immer wieder auftretenden Auswirkungen der Ängste können so heftig sein, daß das Immunsystem immer wieder kollabieren kann.
Affirmation: *„Mögest du jede Prüfung bestehen"!*

Essenz des Blauen Strahls, Nr. 4 (Blauroter Steinsame)
Sie wirkt auf alle Arten von Erkältungen, die vom Hals ausgehen wie Halsentzündungen und Husten, aber auch Ohrenschmerzen.
Der Mensch fröstelt leicht, weil das Nierenchakra nicht richtig mit Energie versorgt ist. Der Blaue Strahl wirkt auch auf die Niere.
Affirmation: *„Dein Wille geschehe!"*

Einnahme des Essenzenquartetts: *Wenn diese vier Essenzen in kurzem Abstand hintereinander eingenommen werden und dabei möglichst jeweils dreimal die entsprechende Affirmation ausgesprochen oder auch nur gedacht wird, kann viel für den Körper getan werden, um gesund über die kalten Wintermonate zu kommen.*

Kelch des Lebens, Nr. 12 (Ackerhornkraut)
Diese Essenz wirkt auf das Herz- und das Sexualchakra, welches nach der indischen Chakrenlehre den Sitz des Immunsystems beinhaltet. Wenn das Sexualchakra harmonisch arbeitet, werden herunterziehende, krankmachende Energien ferngehalten. Hier sitzt die Kraft, welche die Flamme der Liebe aufrecht hält, die uns vor ansteckenden Krankheiten schützt.
Affirmation: *„Die Flamme der Liebe aufrecht erhalten!"*

Auferstehungsessenz, Nr. 31 (Fichte)
Bei der Essenz steht eine große Angst vor ansteckenden Krankheiten im Vordergrund. Ein Grund dafür ist die fehlende Erdung, wodurch der Mensch Schwierigkeiten hat sich abzugrenzen und durchzusetzen. Dadurch fühlt er sich von allem und jedem bedroht.
Affirmation: *„Der Glaube versetzt Berge!"*

Kronjuwelen Essenz, Nr. 67 (Weißdorn)
Hier geht es in erster Linie um die Angst vor Corona, nämlich vor schlimmen Seuchen. Die Kronjuwelen Essenz hilft aus dieser unbändigen unnatürlichen Angst herauszukommen. Wer seine Angst unter Kontrolle hat, erkrankt auch nicht.
Die Essenz ist wichtig, um uns mit dem Glauben zu verbinden, so daß wir unsere Kronjuwelen wieder empfangen können, denn der Mensch ist nach Gottes Anordnung die Krone der Schöpfung. Aber die Menschheit hat das vollständig vergessen. Durch die 5G-Strahlung breitet sich ein fruchtbarer Boden, um bei (Fake-)Pandemien Angst- und Panik zu schüren. Wenn dadurch die Nerven oder das Herz geschwächt oder überreizt werden, ist die Kronjuwelen Essenz eine wunderbare Hilfe. Als Folge der Angst wird die Immunabwehr geschwächt, und der Mensch wird gerade die Krankheit bekommen, vor der Angst gemacht wurde.

Milzchakra Essenz, Nr. 44 (Milzkraut)
Eine gute Milzfunktion ist die Voraussetzung für ein intaktes Immunsystem. Indem die Essenz Harmonie ins Sexualchakra und den Unterleib bringt, stärkt sie direkt das Abwehrsystem. Ferner reinigt sie das Blut und die Lymphe, was wiederum eine wichtige Rolle bei der Abwehr spielt.
Sollten die Lymphdrüsen geschwollen sein, so ist dies ein wichtiger Hinweis für die Milzchakra Essenz.
Affirmation: „*Ich ehre mein Christus Selbst!*“

Sunrise Essenz, Nr. 24 (Waldlilie)
Die toxischen Wirkungen von Insektiziden und Chemikalien sind mittlerweile jedem bewußt. Sie setzen die Abwehrkräfte in starkem Maß herab. Die Sunrise Essenz hat eine besondere Heilwirkung auf die Leber, so daß sie Gifte schnell neutralisieren kann.
Affirmation: *„Erkenne dich und nehme dich an!“*

Tierchakra Essenz, Nr. 7 (Violette Rose)
Diese Essenz hat eine Wirkung auf die Thymusdrüse und auf das Sakralchakra. Sie kommt zum Einsatz, wenn der Mensch durch die Einnahme von auf Tierversuchen basierenden Medikamenten, Impfstoffen und Kosmetika anfällig für Krankheiten wird.
„Das Herz erbarme sich!“

Niembaum Essenz, Nr. 57 (Niembaum)
Wenn sich die Bakterien und Viren nicht vom Organismus verabschieden wollen, hat sich die Niembaum Essenz bei hartnäckigen Infekten der Lunge und des Magen-Darm-Trakts bewährt.
„Göttliche Vorsehung ist mein Halt!“

2. Den Körper vor belastenden Strahlen schützen

a. Radioaktivität:

Himmelsohr Essenz, Nr. 41 (Judasohr)
Hat eine entgiftende Wirkung auf das Lymphsystem und Blut und wird bei tiefsitzenden Krankheiten und radioaktiver Belastung eingesetzt.
„Ich bin gestärkt im Glauben!“

Leberchakra Essenz (siehe Seite 126)

Magnetische Essenz, Nr. 8 (Yuccapalme)
Für den Schutz der Wirbelsäule und den aus ihr austretenden Nerven kommt sie bei einer radioaktiven Belastung in Frage.
„Deine Kraft leite es!“

Medulla, Nr.15 (Kalifornischer Mohn)
Wenn sich die Radioaktivität auf die Lungen auswirkt, die Atmung erschwert oder hartnäckigen Husten auslöst,.
„Lichtkreuz, trage meine Sorgen!“

Wunderbaum Essenz, Nr. 48 (Orchidee)
Sie wird bei grippalen Infekten mit Halsschmerzen eingesetzt, wenn der Blaue Strahl wenig oder keine Wirkung zeigt. Hartnäckige Halsschmerzen und Husten, bei dem der Hustenreiz im Hals sitzt, können auch ein Hinweis auf erhöhte Radioaktivität sein.
„Herr erbarme Dich unser!“

b. Schutz vor 5G-Mikrowellenstrahlung

Die neue 5G-Strahlung ist mit Millimeterwellen bis zu 200 GHz wesentlich stärker als die vorher eingesetzten Mobilfunkstrahlen. Sie durchdringt gleichmäßig die ganze Atmosphäre und wird von der Haut der Lebewesen absorbiert sowie von Blättern.

Durch den Einsatz von 5G konnten wir an unserem Wohnort schon seit Sommer 2019 den Einfluß dieser neuartigen Mikrowellenstrahlung auf die Gesundheit von Mensch und Tier verfolgen und fanden auch durch eine besondere Fügung die passenden Mittel, um vor den gesundheitlichen Folgen zu schützen und sie wieder in Ordnung zu bringen.

Besonders gefährdet sind Menschen und Tiere, die Medikamente einnehmen; Schwerkranke; Operierte oder Verletzte mit offenen oder geschlossenen Wunden; Kinder und Schwangere.

Wir sind jetzt aufgefordert, uns ständig mit dieser erhöhten Strahlung auseinanderzusetzen. Je mehr wir uns durch Abschirmplatten versuchen zu schützen, desto sensibler wird der Organismus reagieren, sobald er den geschützten Bereich verläßt. Wenn wir jedoch unsere Energien erhöhen, können sich unsere Zellen mit diesen Strahlen auseinandersetzen.

Das Prinzip funktioniert ähnlich wie bei der Radioaktivität, das wir in unserem „Homöopathischen Ratgeber Nr. 13 – Schutz vor Strahlenbelastung" beschrieben haben. Durch homöopathische Mittel oder Chakrablüten Essenzen wird unser Energielevel angehoben. Je positiver wir mit der neuen Strahlung umgehen, desto besser können wir uns schützen. Da bei vielen der akuten oder auch chronischen Beschwerden der 5G-Einfluß eine nicht zu unterschätzende Rolle spielt, möchten wir drei Essenzen hier vorstellen. Ausführliche Beschreibung in der Zeitschrift SURYA Nr. 42 / Dez. 2019.

Hundszahnlilie Essenz, Nr. 65 (Erythronium dens-canis)
Diese Essenz kommt in Frage bei Belastung durch 5G, Röntgenstrahlen, Funkwellen und WLAN.
Da sich diese Strahlen je nach der Empfänglichkeit des Menschen auf sehr viele Bereiche im Körper auswirken können, ist ihr Einsatzbereich entsprechend groß. Die Hundszahnlilie Essenz verbessert das Atemvolumen, hilft bei Reizhusten mit ständigem Räuspern; hebt das Zellenergieniveau an; kommt auch in Frage bei alten Zellverletzungen, Brüchen und Impffolgen. Es besteht eine überwältigende Müdigkeit und Energielosigkeit. Der Appetit ist beträchtlich trotz Brennen in Mund und Hals. Allgemein nützlich ist sie bei Schmerzen in den Zähnen und Fingern. Hilfreich, wenn eine Verfrorenheit mit innerem Zittern, auch Schwellungen und Druck auf Fußrücken und -gewölbe besteht.

Die Essenz wirkt auch auf die von Impffolgen betroffenen Körperteile. Dabei spielt es keine Rolle, wie lange die Impfungen zurückliegen oder ob die Impfeinstichstellen sichtbar sind.
Die Erfahrung hat gezeigt, daß mit der Ausleitung auch das Gefühl des Ausgehungert-Seins infolge von Energiedefiziten verschwindet. Eine angenehme Wachheit kann sich einstellen.
Affirmation: *„Das Licht Gottes verfehlt nie!"*

Gipfelbrise Essenz, Nr. 64 (Kalkgestein vom Untersberg)
Sie kommt in Frage bei Belastungen durch folgende Strahlen: 5G, WLAN, Digitalfunk, Elektrosmog, Funkwellen, Radioaktivität, Radium aus dem Erdmagnetfeld; sie schützt vor Erdstrahlen, Verwerfungen und Wasseradern.
Die Gipfelbrise Essenz vertieft die Atmung und lindert die Atemnot beim Treppen- und Bergsteigen. Sie zieht die Energien nach oben und wirkt befreiend.
Affirmation: *„Bewahre das Bewährte!“*

Königskerze Essenz, Nr. 66 (Verbascum thapsus)
Schützt vor der Belastung durch 5G und hat eine ausgleichende Wirkung auf die Folgen.
Ihr Einsatzgebiet sind Rückenbeschwerden, Ekzem, Husten, Asthma, Atemnot beim Bergaufgehen, Augentränen.
Affirmation: *„Sanftmut ist Engelsmut!“*

3. Schutz des Körpers vor Toxinen wie Graphenoxyd, Impftoxine, Spike-Proteine, Schwermetalle und Medikamente

a. Entgiftung von Graphenoxyd

Feengold Essenz, Nr. 80 (Aruncus sylvestris oder dioicus, w)
In den FFP2-Masken, Teststäbchen und Corona-Impfstoffen befindet sich Graphenoxyd, das der Körper zu Graphenhydroxid umbaut. Es ist messerscharf und kann Blutgefäße zerschneiden, wodurch Blutungen ausgelöst werden. Außerdem erzeugt es ein magnetisches Feld. Dadurch reagiert der Mensch empfindlich auf Strahlungen wie 5G. Die Feengold Essenz regt den Organismus an, diesen gesundheitsschädlichen Stoff wieder auszuscheiden.
Affirmation: *„Sei die Tugend der Unschuld!“*

b. Entgiftung von Impftoxinen und Behandlung der Impffolgen

Moorfee Essenz, Nr. 5 (Sumpfdotterblume)
Die Essenz mit der höchsten Wichtigkeit bei Impffolgen ist die Moorfee Essenz. Der Moorfee Spray wird auf die Impfeinstichstelle aufgesprüht. Dadurch aktiviert sie das Zellgedächtnis an dieser Stelle, und der Körper beginnt sich des Impftoxins zu entledigen. Der Effekt wird beschleunigt, wenn die Essenz auch eingenommen wird. Je nach der Schwere der Toxinimprägnierung und der Reaktionsschnelligkeit oder -trägheit des Organismus werden 2–3x täglich 2–3 Tropfen eingenommen.
Affirmation: *„Gnade sei gewährt!“*

Niembaum Essenz, Nr. 57
Diese Essenz hilft großes körperliches Leiden zu lindern oder zu heilen, welches schwer in den Griff zu bekommen ist. Manchmal kann dies ein Hinweis auf eine Belastung mit Impftoxinen sein. Zudem hat sie sich bei der Behandlung von Impffolgen als wertvoll erwiesen und folgt in dieser Beziehung der Moorfee Essenz. Sie stimmt hartnäckige krankmachende Bakterien friedlich um.
Affirmation: *„Göttliche Vorsehung ist mein Halt!“*

Feengold Essenz, Nr. 80 (Aruncus sylvestris, w)
Da Graphenoxyd auch in den neuartigen mRNA Impfstoffen enthalten ist, hat sich die Feengold Essenz bei der Behandlung gerade dieser Impfschäden als sehr wertvoll herauskristallisiert.

c. Schutz vor Spike-Proteinen und Behandlung der Folgen

Die Geimpften scheiden wohl dauerhaft Spike-Proteine aus, welche über die Haut und die Atemluft auf andere Menschen übertragen werden. Wenn die Menschen sehr empfindlich sind oder in dem Moment eine herabgesetzte Abwehr haben, reagieren sie heftig darauf und können schwer erkranken. Wenn Ungeimpfte die Spike-Proteine absorbieren, werden sie zum Überträger und stellen besonders für Kinder,

Schwangere und immungeschwächte Personen eine Gefahr dar. Die Spikes schwächen das Immunsystem und können je nach Veranlagung zu verschiedenen krankhaften Äußerungen und Beschwerden führen.

Die **Pfingstgruß Essenz**, Nr. 79 (Forellenbegonie) schützt vor den Spikes und hilft nach unserer Erfahrung auch sehr gut bei den Folgen. Sie wirkt vor allem auf die Lunge und stärkt spezifisch das Immunsystem gegenüber diesen toxischen Eiweißen. Sie hat sich auch als Spray sehr bewährt, zum Beispiel um Kinder vor der Schule einzusprühen.
Affirmation: *„Töte nicht, doch das Ungöttliche soll sterben!"*

Die **Garten Eden Essenz**, Nr. 83 (zweiblättriges Schattenblümchen) kommt in Frage, wenn sich infolge der Spikes mückenstichähnliche, juckende Schwellungen entwickeln oder wenn die Pfingstgruß Essenz nicht richtig hilft.
Affirmation: *„Garten Eden, vergib mir!"*

Sonnengruß Essenz, (aus einem Gebirgsbach vom Hochkönig)
Eine weitere wichtige Essenz für die Probleme, vor die wir uns in der neuen Realität gestellt sehen. Sie wirkt eher auf den Magen-Darm-Bereich, schützt aber auch vor Infekten der oberen Luftwege. Bei ihr äußern sich die Spike-Proteine durch heftiges nicht enden wollendes Erbrechen. Sie wird eingesetzt, wenn die dafür angezeigten Chakrablüten Essenzen wie die Leberchakra Essenz oder die Sunrise Essenz nicht helfen.
Auch Geimpfte, die durch den Corona-Impfstoff in dieser Weise krank werden, haben gut auf den Sonnengruß angesprochen. Eine sehr starke neue Essenz.
Affirmation: *„Genieße die Ruhe des Königs!"*
Die drei Essenzen Pfingstgruß, Garten Eden und Sonnengruß eignen sich auch sehr gut zum Einsatz als Spray.

Princess Flower Essenz, Nr. 11 (Prinzessinnenblume)
Sollten sich die Spikes auf den Unterleib auswirken, und es kommt zu Thrombosen oder Blutungen, hat sich die Princess Flower Essenz bewährt.

d. Entgiftung von Schwermetallen

Schwermetalle im Körper können sich auch in geringsten Mengen äußerst nachteilig auf die Gesundheit auswirken und die Behandlung blockieren. Wer sensibel auf Schwermetalle reagiert, dem wird auch das Aluminium zu schaffen machen oder das Quecksilber das früher in vielen Impfstoffen enthalten war. Auch wenn die Impfungen schon jahrzehntelang zurückliegen, können sie immer noch ihre gesundheitsschädliche Wirkung entfalten. Doch mit der Homöopathie und den Chakrablüten Essenzen kann der Organismus unterstützt werden, sich davon zu befreien. Auf der energetischen Ebene des Heilens spielt der Faktor Zeit eine untergeordnete Rolle.

Sunrise Essenz, Nr. 24 (Waldlilie) ein sehr wichtiges Mittel für die Ausleitung von Schwermetallen wie Quecksilber und Aluminium. Dies geschieht vor allem über die Aktivierung der Leber. Charakteristisch ist das wellenartige Auftreten der Beschwerden – auch bei der Übelkeit, aber es kommt nicht zum Erbrechen. Im Unterschied dazu erbricht der Mensch, der die Sonnengruß Essenz braucht, immer weiter, auch wenn der Magen schon entleert ist. Nach einer überstandenen schweren Vergiftung verleiht einem die Sunrise Essenz das Gefühl, wie Phönix aus der Asche zu steigen. Die Essenz hat also ebenfalls eine große reinigenden Wirkung auf das Gemüt.
Affirmation: *„Erkenne dich und nehme dich an!“*

e. Entgiftung von Medikamenten

Leberchakra Essenz, Nr. 2 (Rotviolette Distel) ist die wichtigste bei der Entgiftung von Medikamenten. Folgende Symptome weisen auf den Einsatz dieser Essenz hin: depressive Verstimmung, leichte Reizbarkeit, mißmutig durch den Arbeitsstreß.
Medikamente können die Leber so sehr belasten, daß der Mensch nicht mehr auf ursächlich wirkende Heilmethoden reagiert. Diese Blockade kann mit der Leberchakra Essenz aufgelöst werden. In der Regel genügen wenige Gaben, so daß anschließend zusätzlich sehr schnell zur passenden heilsamen Essenz gegriffen werden kann.

Multiresistente Erreger (MRE)
Antibiotikaresistenz stellt mittlerweile ein großes Problem dar. Schon seit vielen Jahrzehnten weisen Wissenschaftler auf diese sehr ernstzunehmende Gefahr hin. Dies gilt auch für Menschen, die sich naturheilkundlich behandeln lassen, Antibiotika meiden wollen und sich ökologisch ernähren. Jedes Jahr sterben allein in Europa Hunderttausende von Menschen in Folge von Antibiotika-Resistenzen, das bedeutet krankmachende Bakterien können nicht mehr durch ein Antibiotikum vernichtet werden. Der übermäßige Einsatz von Antibiotika in der Tierzucht gilt als eine der Hauptursachen für die Entstehung und Verbreitung von resistenten Erregern. Sowohl in der konventionellen Landwirtschaft als auch in der biologischen werden in der Massentierhaltung tonnenweise Antibiotika eingesetzt und zwar nicht nur im Krankheitsfall, sondern rein vorbeugend. Wissenschaftler der Universität Uppsala haben im Fachmagazin „Plos Pathogens“, Juli 2011, eine bemerkenswerte Studie veröffentlicht: Schon kleinste Mengen von Antibiotikarückständen in Nahrungsmitteln fördern die Verbreitung resistenter Erreger.

Essenz der Klarheit, Nr. 34 (Knotige Braunwurz)
Sie kommt in Frage bei tiefsitzenden zerstörerischen Prozessen verbunden mit Eiterung, welche auf Antibiotika nicht mehr ansprechen. Weil die krankmachenden Bakterien durch Antibiotikagaben in den Untergrund verdrängt worden sind, entstehen Beschwerden, die tat-

sächlich wie Knoten aussehen oder ein knotenartiges Gefühl vermitteln. Die Essenz hilft dem Menschen das anzuschauen, was er bisher gerne verdrängt hat. Sie versetzt ihn in die Lage sein Immunsystem so aufzubauen, daß er den Erregern trotzen kann.
Affirmation: *„Klarheit erhelle mich!“*

4. Aufbau der geschwächten Organe oder Zellen

Zellen – Die **Zellessenz**, Nr. 13 (Parkinsonia microphylla)
ist eine sehr wichtige Essenz zum Aufbau. Sie erinnert die Zelle wieder an ihre ursprünglich gesunde Funktion. Ihre besondere Kraft liegt darin, nicht nur ein Organ zu stärken, sondern über jede einzelne Zelle den Zellverband des gesamten Organismus. Nach einer schweren Erkrankung oder einer den Körper belastenden Therapie, ist es immer sehr heilsam die Zellessenz zur Regeneration der Zellen und des Gewebes einzusetzen.
Affirmation: *„Nimm die Kraft der Regeneration an!“*

Leber – Leberchakra Essenz
Die Leber ist im Grunde immer das erste Organ, welches bei einer Krankheit oder Vergiftung Unterstützung braucht. Bezeichnend ist hier die Neigung sich selbst und andere durch Selbstvorwürfe und Ärger zu quälen. Der Mensch ist negativ verstimmt und sieht keine Lösung für seine Probleme. Die Leberbelastung zeigt sich durch Fettunverträglichkeit, Müdigkeit, besonders nach dem Essen, und Antriebslosigkeit.

Milz – Milzchakra Essenz, Nr. 44 (Milzkraut)
Auch die Funktion der Milz ist bei schweren Erkrankungen, die mit einer Schwächung der Infektabwehr einhergehen, immer beeinträchtigt. Ihr Einsatzgebiet äußert sich durch Lymphdrüsenschwellungen und Lymphstau. Sie hat eine reinigende Wirkung auf Blut und Lymphsystem und stärkt über die Harmonisierung des Sexualchakras die Abwehrkräfte. Affirmation: *„Ich ehre mein Christus-Selbst!“*

Niere – **Nierenchakra Essenz,** Nr. 45 (Crassula ovata)
Die Essenz hilft sich von dem zu trennen, was dem Lichtvollen im Wege steht. Besonders die Beziehungen zu manchen Familienmitgliedern sind es, die sich auf die Nieren schlagen und die Freude am Leben schmälern. Darunter leiden auch die Sinne. Die Nierenchakra Essenz aktiviert über das Wurzelchakra die Nieren und den Geruchssinn. Bei Erkältungen macht sie die Nase wieder frei und erwärmt den Menschen.
Affirmation: *„Ich tanze in der sprudelnden Kraft der Freude!"*

Lunge – **Kronjuwelen Essenz** (siehe auch Seite 128, 139, 140)
Wenn die Angst vor Ansteckung krank macht und sich aufs Herz und die Lungen schlägt.

Lungenkraut Essenz, Nr. 68 (Pulmonaria officinalis)
Bei allen Arten von Entzündungen der Lunge und der Bronchien findet diese Essenz ihren Einsatz.
Affirmation: *„Säe, was du ernten willst!"*

Sonnengruß Essenz (siehe auch Seite 135, 136, 140)
Eine außerordentlich stärkende Essenz bei Long-Covid und postvakzinalem Coronasyndrom, das sich in erster Linie auf den Magen-Darm-Bereich schlägt, aber auch auf die Lunge.

Herz – **Herzchakra Essenz** (siehe auch Seite 126)
Sie ist die Essenz der ersten Wahl für das Herz.

Kronjuwelen Essenz (siehe auch Seite 128, 138, 140)
Wenn die Herzbeschwerden mit Angst verbunden sind, die durch die Panikmache in den Medien geschürt ist, paßt diese Essenz eher als die Herzchakra Essenz.

Gehirn – Pfad des Herzens, Nr. 9 (Rosa flava)
Die Essenz verbindet das Herz mit dem Scheitelchakra und ist momentan wichtig für viele Menschen, um den Pfad ihres Herzens zu erkennen und den Mut zu haben, sich gegen äußere Widerstände zur Wehr

zu setzen und entschlossen den eigenen Herzensweg zu gehen. Auf diese Weise ist sie auch sehr heilsam, wenn der Kopf, bzw. der Intellekt zu stark ist und dem Glück und der Freude im Wege steht.

Zur Erstbehandlung von Seuchen in Stichworten

Bei diesen Krankheiten wird in erster Linie mit der genannten Essenz behandelt. Doch sollten aufgrund der individuellen Symptome und des gesamten Zustandes auch weitere Essenzen und homöopathische Mittel unterstützend eingesetzt werden. Ob bei der Behandlung die Chakrablüten Essenzen oder die Homöopathie zum Zuge kommen, ist abhängig vom Wissen des Therapeuten und den besonderen Wünschen und Vorlieben des Kranken für die eine oder andere Art der Therapie. Wichtig ist es aber auch seine Grenzen bei der Selbstbehandlung zu erkennen und rechtzeitig fachkundige Hilfe in Anspruch zu nehmen. Falscher Ehrgeiz ist ein Hindernis für die Heilung.

Bis auf die Pestwurz Essenz sind alle Essenzen schon in einem anderen Zusammenhang kurz beschrieben. Wer sich näher für die Wirkung der Essenzen interessiert, dem sei die Literatur über die Essenzen von der Autorin dieses Buches empfohlen: Die Welt der Chakrablüten Essenzen und die beiden Handbücher.

Milzbrand – ***Milzchakra Essenz***

Pocken – ***Niembaum Essenz***

Cholera – ***Sunrise Essenz*** wegen des verseuchten Wassers als Krankheitsverursacher.

Pest – ***Pestwurz Essenz***, Nr. 71
Eine tiefwirkende Essenz für schwere Erkrankungen der Leber, die der Leberchakra Essenz häufig folgt.
Affirmation: *„Vorbereitung ist die Vorsichtsmaßnahme!“*

Botulismus – ***Essenz der Klarheit, Leberchakra Essenz, Niembaum Essenz, Sonnengruß Essenz***

Ebola – ***Nierenchakra Essenz*** und ***Princessflower Essenz*** bei Blut im Urin, blauen Flecken oder Petechien.

Milzchakra Essenz bei Schwellung der Lymphknoten.

COVID-19
Kronjuwelen Essenz, Nr. 76, wenn Herz und Lungen angegriffen sind.
Sonnengruß Essenz, wenn sich der Infekt auf Magen und Darm mit heftigem Erbrechen auswirkt.
Lungenkraut Essenz, Nr. 68 – bei Husten und fieberhaften Erkrankungen der Lunge

****

Anwendung und Dosierung:
1–3 Tropfen aus der Originalflasche in den Mund oder auf den Handrücken tropfen und abschlecken. Wir empfehlen. mit einer Essenz zu beginnen, um ein Gefühl für die Wirkungsweise der jeweiligen Essenz zu bekommen. Sollte Ihnen eine Essenz nicht mehr schmecken oder Sie vergessen sie, so kann das ein Hinweis sein, daß Sie sie vorläufig nicht mehr benötigen. Lassen Sie sich ganz von Ihrer Intuition führen!
Falls Sie mehrere Essenzen einnehmen möchten, bitte nacheinander im Abstand von wenigen Minuten morgens, mittags oder abends einnehmen oder einzeln über den Tag verteilt.

Das Einnahmeritual: Ein Vielfaches mehr an harmonischer Wirkung können Sie erreichen, wenn Sie sich nach der Einnahme ein paar Minuten Zeit in liebevoller Achtsamkeit für sich und das Pflanzenwesen nehmen, dreimal die Affirmation aussprechen und dankbar im Herzen verinnerlichen.

Schlußwort

Dieses Buch haben wir in der Hoffnung und in dem Gebet geschrieben, daß hochansteckende Krankheitserreger niemals als Biowaffen zum Einsatz kommen mögen. niemals zum Einsatz von Biowaffen kommen möge. Wir sind uns über die Gefahren, in denen wir noch leben, in alarmierender Weise bewußt geworden, was Ängste in uns ausgelöst hat. Möge diese Angst die treibende Kraft des positiven Willens in uns aufsteigen lassen. Die Hoffnung, die wir in das lichtvolle 21. Jahrhundert gelegt haben, wollen wir auch wahr werden sehen. Hoffnung ist das Tor zum Ziel. Hoffnung ist die Kraft, die uns, auch wenn alles dunkler als zuvor ausschaut, weiter auf das Ziel hin zugehen läßt. Hoffnung ist die Kraft, die uns dazu bewegt, das Unmögliche möglich zu machen.

Wie viel ist als unmöglich hingestellt worden und von Menschen, die das Wort „unmöglich“ in ihrem Vokabular nicht besitzen, möglich gemacht worden. Hierbei geht es nicht nur um die großartigen Sachen, welche die Aufmerksamkeit der Welt fesseln, sondern um Menschen in den entferntesten Winkeln unserer Erde, welche die Worte „das schaffst du nicht“ nicht akzeptieren. In ihrer Welt schaffen sie es, das Glück hineinzubringen, das sie mutig bewahren.

RAVI ROY Lehr- und Forschungsinstitut für Homöopathie,
Burgstraße 8, 82418 Riegsee-Hagen www.ravi-roy.de
Tel.08841-4455 Fax 08841-4298
e-Mail: homoeopathy@ravi-roy.de
 Stand: 1.11.2022

Fragebogen vor der homöopathischen Seuchenprophylaxe

Selbstbeurteilungsbogen*(kann auch anonym eingeschickt werden)

Name: **Geb.datum:**

In diesem Fragebogen geht es um die Beurteilung Ihres Gesundheitszustandes vor der homöopathischen Prophylaxe (nach Ravi Roy und Carola Lage-Roy).

Bitte beantworten Sie die Fragen vor der Einnahme. Vielen Dank.

A. Allgemeine Angaben:
Bisherige schulmedizinische Impfungen:

	Anzahl Impfungen	**Datum** der letzten Impfung	**Komplikationen?**
1. Polio welche?			❒ ja ❒ nein ❒ wenn ja,
2. Tetanus welche?			❒ ja ❒ nein ❒ wenn ja,
3. Hepatitis A welche?			❒ ja ❒ nein ❒ wenn ja,
4. Hepatitis B welche?			❒ ja ❒ nein ❒ wenn ja,
5. Diphtherie welche?			❒ ja ❒ nein ❒ wenn ja,
6. Masern welche?			❒ ja ❒ nein ❒ wenn ja,
7. Röteln welche?			❒ ja ❒ nein ❒ wenn ja,

	Anzahl Impfungen	**Datum** der letzten Impfung	**Komplikationen?**
8. Mumps welche?			❒ ja ❒ nein ❒ wenn ja,
9. Pocken welche?			❒ ja ❒ nein ❒ wenn ja,
10. Keuchhusten welche?			❒ ja ❒ nein ❒ wenn ja,
11. FSME welche?			❒ ja ❒ nein ❒ wenn ja,
12. Gelbfieber welche?			❒ ja ❒ nein ❒ wenn ja,
13. Typhus welche?			❒ ja ❒ nein ❒ wenn ja,
14. Cholera welche?			❒ ja ❒ nein ❒ wenn ja,
15. sonst. Impfung: welche?			❒ ja ❒ nein ❒ wenn ja,

Durchgemachte Kinderkrankheiten

	Nicht erkrankt (falls bekannt)	**Schweregrad**			**Folgeschäden**
		Leicht –	Mittel –	Schwer	
1. Keuchhusten welche?	❒	❒	❒	❒	❒ nein ❒ ja,
2. Masern welche?	❒	❒	❒	❒	❒ nein ❒ ja,
3. Mumps welche?	❒	❒	❒	❒	❒ nein ❒ ja,
4. Diphtherie welche?	❒	❒	❒	❒	❒ nein ❒ ja,
5. Röteln welche?	❒	❒	❒	❒	❒ nein ❒ ja,
6. Windpocken welche?	❒	❒	❒	❒	❒ nein ❒ ja,

Sonstige Infektionskrankheiten

	Nicht erkrankt (falls bekannt)	Schweregrad			Folgeschäden	
		Leicht –	Mittel –	Schwer		
1. Tuberkulose welche?	❒	❒	❒	❒	❒ nein	❒ ja,
2. Heptatitis welche?	❒	❒	❒	❒	❒ nein	❒ ja,
3. Sonstige welche?	❒	❒	❒	❒	❒ nein	❒ ja,

Allgemeine Gesundheitslage

Wie würden Sie Ihren augenblicklichen Gesundheitszustand beschreiben?

❒ ausgezeichnet ❒ gut ❒ weniger gut ❒ schlecht

Neigung zu akuten Erkrankungen

Besteht bei Ihnen eine Neigung zu akuten Erkrankungen wie z.B. Erkältungen/ Durchfall etc.?

❒ oft ❒ manchmal ❒ selten ❒ überhaupt nicht

Leiden Sie an einer chronischen Krankheit?

❒ nein ❒ ja, welche?

Lebensweise:

Ich bin berufstätig/Student:	❒ ja, Beruf		❒ nein
Stress im Beruf:	❒ hoch	❒ normal	❒ gering
Stress im Privatleben:	❒ hoch	❒ normal	❒ gering

Ernährung: ❒ Mischkost ❒ Vegetarisch ❒ Vegan ❒ Sonstiges:

Medikamenteneinnahme (ständig oder momentan)**:**

– Antibiotika	❒ ja	❒ nein
– Cortison	❒ ja	❒ nein
– Psychopharmaka	❒ ja	❒ nein
– Pille	❒ ja	❒ nein
– sonstige Einnahme	❒ ja	❒ nein

Alkohol- und Zigarettenkonsum:

Rauchen Sie?
❒ ja Zigaretten/Tag; seit Jahren Raucher ❒ nein

Trinken Sie Alkohol?
❒ ja ❒ täglich bzw. regelmäßig ❒ ab und zu ❒ ja
❒ Wein ❒ Bier ❒ Hochprozentiges

❒ Vegan

Selbstbeurteilungsbogen nach Durchführung der homöopathischen Prophylaxe vor Seuchen

Bitte füllen Sie diesen Fragebogen zur Beurteilung Ihres Gesundheitszustandes drei bis sechs Monate nach Durchführung der Prophylaxe komplett aus. Vielen Dank!

Name: **Geb.datum:**

Welche homöopathische Prophylaxe (LM 30 / C 200 / D 200) gegen welche Krankheiten führten Sie durch? Bitte ankreuzen

Milzbrand	❒ ja	❒ nein
Pocken	❒ ja	❒ nein
Cholera	❒ ja	❒ nein
Pest	❒ ja	❒ nein
Botulismus	❒ ja	❒ nein
Ebola	❒ ja	❒ nein

Wenn ja, welche Zusatzmittel wurden genommen?
Gunpowder ❒ Sarracenia ❒
Kalium phosphoricum ❒ Kampferlösung ❒

1. Wie würden Sie Ihren Gesundheitszustand während der Prophylaxe beschreiben?

❒ ausgezeichnet ❒ gut ❒ weniger gut ❒ schlecht ❒ sehr schlecht

2. Wie würden Sie Ihren Gesundheitszustand jetzt, d.h. nach ______ Monaten, beschreiben?

❒ ausgezeichnet ❒ gut ❒ weniger gut ❒ schlecht ❒ sehr schlecht

3. Wie würden Sie die homöopathische Prophylaxe im Vergleich zur allopathischen Prophylaxe bewerten?

❒ besser ❒ gleichwertig ❒ schlechter ❒ keine Aussage

4. Ich bin folgender Krankheit ausgesetzt gewesen und nicht erkrankt.

Ich habe anderen (Anzahl ______) geholfen, sich zu schützen vor

____

Wir freuen uns über Ihre Mitteilungen im Dienste der homöopathischen Forschung. Ihre Daten werden vertrauensvoll behandelt und nicht an Dritte weitergegeben.

Vielen Dank!

Ravi Roy und Carola Lage-Roy

Literaturverzeichnis

Boericke, William: *Materia Medica with Repertory*, 1981, National Homoeopathic Pharmacy, 1, Hanuman Road, New Delhi-110001

Buchwald. Dr. med. Gerhard: *Impfen – das Geschäft mit der Angst,* 1994. emu-Verlags-GmbH, 56112 Lahnstein

Clarke, John Henry, M. D.: *A Dictionary of Practical Materia Medica*, 1902. London, The Homoeopathic Publishing Company 12, Warwick Lane, Paternoster Row, E. C. Gunpowder as a War Remedy, B. Jain Publishers New Delhi-110029

French, A. C.: *The Conquest of Disease*, Reprint 1985. B. Jain Publishers New Delhi-110029

Hahnemann, Samuel: *Organon der Heilkunst,* 6. Auflage, Reprint von 1921, 2. Auflage 1987, Narayana Verlag. Blansingen

Hering, C.: *The Guiding Symptoms of our Materia Medica*. 1982. B. Jain Publishers New Delhi-110029

Julian, O. A.: *Treatise of Dynamised Microimmunotherapy: Materia Medica of Biotherapics: Nosodes,* 1982 Jain Publishing New Delhi-110055

Dr. Rademacher: *Universal and Organ Remedies (Erfahrungsheillehre)*, 1960. Sri. H. Dey of A. P. Homoeo Library, 34, Strand Road. Calcutta-1.

Raue, C. G., M. D.: *Special Pathology and Diagnostics with Therapeutic Hints*. 1981 Jain Publishing Co., Rajguru Road. New Delhi-110055

Roy, Ravi und Carola:
Homöopathischer Ratgeber Nr. 1 – Reisen, auch Tropenreisen, 1998
Homöopathischer Ratgeber Nr. 3 – Impfschäden und ihre pathopysiologischen Auswirkungen, 2022
Homöopathischer RatgeberNr. 4 – Die homöopathische Prophylaxe, 1987
Homöopathischer Ratgeber Nr. 12 – Grundlagenwissen, 1990
Homöopathischer Ratgeber Nr. 15 – Impffolgen behandeln, 1992
Homöopathischer Ratgeber Nr. 21 – Lungenentzündung entmachten, COVID 19 inbegriffen 1. Auflage 2020, Lage & Roy Verlag Murnau
Das Immunsystem stärken mit Homöopathie. 1. Auflage 2000, Goldmann Verlag München

Ruddock, E. Harris, M. D.: *Ruddock's Homoeopathic Vade Mecum.* 1986 Jain Publishers (p) Ltd. 1921, Chuna Mandi, l0th Street, Paharganji, New Delhi 110055. Post Box 5775

Scideneder, A.: *Mitteldetails der homöopathischen Arzneimittel, Materia medica synthetica*, 1997 Similimum Verlag für homöopathische Literatur. Aleksander Stefanovic. D-53809 Ruppichteroth

Shepherd, Dorothy: *Das Wunder der unsichtbaren Kraft,* 1993, Lage & Roy Verlag Murnau (vergriffen)

Glossar

ABC-Waffen: Atomare, biologische und chemische Waffen

Aerosol: feste (Staub) oder flüssige (Nebel) Schwebstoffe in Gas mit einer Teilchengröße von einem Millionstel Millimeter bis zehn Tausendstel Millimeter.

Aflatoxine: von Pilzen, die v.a. bei Nüssen vorkommen, gebildete, sehr hitzebeständige Gifte. In hohen Dosen tödlich, in kleineren Krebs erregend. Sie greifen besonders die Leber an.

Akkumulation: Eine Anhäufung von Krankheitsstoffen

Arbeitshypothese: Eine vorläufige Theorie, welche die Richtlinie für zukünftige Untersuchungen darlegt.

Assimilieren: aufnehmen, um zu verarbeiten

Bakterien: Einzellige Organismen, die sich durch Zellteilung fortpflanzen.

Botulinustoxine: Von dem Bakterium Clostridium botulinum produzierte Toxine, die eine Lebensmittelvergiftung hervorrufen. Tod durch Atemlähmung: Oral reichen zehn Millionstel Gramm.

Burkholderia pseudomallei: Bakterium, das tödliche Blutvergiftungen auslösen kann.

Cholera: Brechdurchfall, ausgelöst durch Vibrio cholerae. Tod durch hohen Verlust an Flüssigkeit.

Chronisch: Krankheit, die ohne Behandlung nicht weggeht.

Dekokt: gekochter Auszug

Differentialdiagnose: Unterscheidung ähnlicher Krankheitsbilder

Dilution: Verdünnung

Diphtheriöser: zu Diphtherie gehörend

Ebola: Virus, das hämorrhagisches Fieber auslöst.

Eruptioni: Ausschlag

Faktum: Tatsache

Gasbrand: Clostridium perfringens verursacht Gasbildung und zerstört Gewebe. 50 Prozent der Opfer sterben.

Hämorrhagie: Blutungen

Hasenpest (Tularämie): Nagetierseuche, verursacht durch Francisella tularensis, die auf Menschen übertragbar ist. Kann tödliche Lungenentzündung auslösen.

Indikationen: Anzeigen einer therapeutischen oder diagnostischen Maßnahme.

Inkubationszeit: Die Zeit zwischen der Ansteckung und dem Ausbruch der Krankheit.

Intravenös: in eine Vene

Invasive Phase: Phase des Angriffs

Kontamination: Verseuchung von Objekten, Böden, Wassern oder Menschen durch radioaktive, biologische oder chemische Substanzen.

Letalität: Sterblichkeit

Majupa: Virus, das hämorrhagisches Fieber auslöst.

Marburgvirus: 1967 in Marburg aufgetretener Erreger. Gehört zu den hämorrhagischen Fiebern. In jedem vierten Fall tödlich.

Milzbrand (Anthrax): Bacillus anthracis verursacht unter anderem blutige Darm- und Lungenentzündungen mit tödlichem Ausgang (nach Einatmen oder Verschlucken). Der Erreger ist äußerst widerstandsfähig, weil er Sporen bildet. Berühmt ist der Biowaffen-Versuch auf der schottischen Insel Gruinard, der das Eiland auf Jahrzehnte verseuchte. Bezeichnet man gerne als „beste" Biowaffe. Jedoch ist der Einsatz technisch sehr schwierig.

Mikrodosen: sehr kleine Gaben

Milieu: das Terrain, die Umgebung

Misere: Leid

Nosoden: homöopathische Mittel aus Krankheitsstoffen bzw. Krankheitsbazillus hergestellt

Pandemie: Mehrmals und großflächiges Auftreten einer Infektionskrankheit. Sie kann Jahre und Jahrzehnte lang anhalten.

Pathogenität: Krankheit hervorrufende Eigenschaft von Substanzen

Pathognomonische: Symptome, die einer Krankheit eigen sind

Pathologisch: krankhaft

Pest: Durch Yersinia pestis verursachte Infektion. In Form der Lungenpest unbehandelt immer tödlich. Die Japaner setzten sie 1942 gegen China als Biowaffe ein.

Petechien: kleinste, punktförmige Haut- oder Schleimhautblutungen

Pocken (Blattern, Variola): Eigentlich ausgerottete, durch das Variolavirus verursachte Infektionskrankheit. Der angezüchtete Stamm soll sehr virulent sein.

Prämisse: Annahme

Prodromal: Vorbote. Ein Prodromalsymptom ist ein nicht charakteristisches Symptom bei einer Krankheit, das den typischen Symptomen vorangeht.

Prophylaktikum: Ein Präventiv, Vorbeugungsmittel

Prophylaxe: Vorbeugung, Schutz vor z.B. Krankheiten, präventive Medizin

Q-Fieber: Eine durch Coxiella burnetii rickettsiae verursachte Krankheit. Virus sehr hitzebeständig. Hohes Fieber und schlimme Kopfschmerzen, geringe Sterblichkeit, aber macht die Truppen kampfunfähig.

Ricin: hochgiftiges Eiweiß aus Rizinussamen. Verursacht blutige Durchfälle, Fieber und Herzversagen. Ein tausendstel Gramm ist tödlich.

RNAi (Ribonukleinsäure-Interferenz): eine natürlicher Zellmechanismus, welcher der zielgerichteten Abschaltung von Genen dient.

Rotz (Malleus): ausgelöst durch Bakterien (Pseudomonas mallei)bilden sich an inneren Organen, Haut und Schleimhäuten lebensgefährliche Geschwüre. Unter Umständen mit Lungenentzündungen und Blutvergiftungen, die zum Tode führen können.

Saxitoxin (Gonyaulax catenella Toxin): Das Toxin bildet sich in Muscheln, wenn diese mit dem Dinoflagellaten Gonyaulax catenella infiziert werden. Es ist ein Neurotoxin und führt zu Lähmungen und Tod.

Staphylokokken: Kugelbakterien, die Lebensmittel- und Blutvergiftungen sowie Lungenentzündungen auslösen.

Sporadisch: gelegentlich

Sputum: Auswurf

Substanz P: Es ist ein Neurotransmitter, nicht näher spezifiziert, als Aerosol benutzt. Ist viel toxischer als die chemischen Kampfmittel Sarin und VX.

Sukzessive: mehrmals hintereinander

Toxine: Giftstoffe, die durch biologische Organismen erzeugt werden.

Urtinktur: der Muttersaft bzw. Auszug

Venezolanische Equina Enzephalitis (VEE):

Gehirnentzündung, die besonders bei Kindern und Jugendlichen zum Tode führen kann.

Zellulär: auf der Zellebene

Index

Abführmittel 114
Abhängigkeit 31
Abszeß 83, 104
Aceticum acidum 116
Aconit 90, 100
Agaragar 86
Akkumulation 24
Aluminium 25
Ammonium sulfuricum 100
Anthracinum 69, 71, 72, 108
Antibiotika 20, 85, 105, 115, 136, 137
Antibiotikaresistenz 136
Antimonium tartaricum 90
Antitoxin 114
Apis 90
Arbeitshypothese 25
Arsenicum album 90, 100
Auferstehungsessenz 127

Baby (ies) 24, 88
Bakterien 54, 65, 66, 85, 92, 94, 95, 96, 110, 111, 112, 129, 134, 136, 137
Baptisia 90
Bauchfellentzündung (Peritonitis) 64
Bazillus anthracis 111
Belladonna 89, 90, 116
Bibliotheque Homoeopathique in Genf 71
Biowaffen 118, 124, 142,
Blei 52
Blutgerinnungsstörungen 120
Blutvergiftung (Sepsis) 67, 70, 71
Boenninghausen, C. 87
Bonnell, Dr. 87
Botulinumnosode 116
Botulismustoxin 110
Brottrunk Rezept 106
Bryonia 90
Bubonen 104
Buchwald, Dr. G. 74, 76, 79
Bulbärparalyse 113
Bundesseuchengesetz 106
Buttersäure 111

Camphora 89, 100
Carbo vegetabilis 100, 122
Carduus marianus (Mariendistel) 36, 38
China officinalis 100
Chloramphenicol 69
Cholera sicca, siderans 95
Ciproflaxin 68, 69
Clarke, John Henry 88
Clostridium Botulini 111
Clostridium perfringens 111
Clostridium tetani 111
Crotalus horridus 90
Cuprum aceticum 100
Cuprum metallicum 99, 100
Cyankali 86

Darmmilzbrad 64
Delirium tremens 84, 89, 90
Doppelgabe 54
Dufresne, Dr. P. 71
Dysenterie 64

Ebolanosode 122
Elaps corralium 72, 122
Eimers, Sarah 77
El Tor 93
Erbrechen 94, 99, 100, 113, 119, 135, 136, 140
– blutiges 68, 84
Ermengen, van 110
Ernährung 30, 31, 69, 85, 115, 122
Erythematös 81
Erythromycin 69
Essenz des Blauen Strahls 127
Essenz der Klarheit 137, 140
Essenzenquartett 127
Essig 116
Exanthem, hämorrhagisches 81
Exotoxine 67

Feengold Essenz 133, 134
Ferrum arsenicosum 72, 122
Fiebererkrankungen, hämorrhagische 118
Filoviren 119

Garten Eden Essenz 134
Gasbrand 111
Gelees 86
Genius epidemicus 87
Gerstentrunk 86
Gipfelbrise 132
Glukose 96
Gruinard, Insel 63
Gunpowder (Schießpulver) 71, 72, 108

Haferflockentrunk 69
Hahnemann 10, 11, 13, 14, 71, 87, 97, 98, 99, 122
Hautmilzbrand 64
Heilreaktion 37
Hering, Constantin 71, 86
Herzchakra Essenz 126, 139
Himmelsohr Essenz 129
Homöopathizität 99
Hundszahnlilie Essenz 131
Hyoscyamus 90

Impfungen 18, 21, 75, 76, 77, 114, 131, 135
Impfvirusstamm 74
Ipecacuanha 100

Jenner, Edward 25, 26, 27, 77

Kalium bichromicum 90
Kaliumchlorid 96
Kalium phosphoricum 107, 108
Kampfer 100
Kelch des Lebens 127
Kerner, Justinus 110
Kindstod, plötzlicher 114
Kitasato, S. 103
Koch, Robert 66
Kompott 107
Königlich Preußisches Statistisches Bureau 76
Königskerze Essenz 132
Konserven, verdorbene 110, 111, 116
Korndoerfer, Dr. 86
Krisen der Pockenimpfung 77
Kronjuwelen Essenz 128, 138, 139, 140
Kuhpocken 25, 26, 27, 79, 80

Lachesis 71, 90
Lähmungen 113, 115, 116, 120
Lebensmittelvergiftung 110
Leberchakra Essenz 126, 129, 136, 138, 140
Limonade (Rezept) 86
Lomine 107
Lucksch, Prof. 78
Lungenentzündung (Pneumonie) 64, 65, 68, 83, 104, 115
Lungenkraut Essenz 138, 140
Lungenmilzbrand 64
Lungenödem 105
Lungenpest 102, 103, 104, 105

Malandrinum 71, 87, 89
Magnetische Essenz 129
Marburgvirus 119
Magenspülung 114
Medulla Essenz 130
Menschenflöhe 103
Mercurius 90
Mikrodosen 26
Milieu 57
Milzbrand (kontaminierte Briefe) 65
Milzbrandkarbunkel 67
Milzbrandsepsis 66, 68
Milzchakra Essenz 128, 138, 140
Montague, Lady Mary Wortley 77
Moorfee Essenz 133
Multiresistente Erreger 136

Nagetier 102
Natriumbikarbonat 96
Natriumchlorid 96
Niembaum Essenz 129, 133, 140
Nierenchakra Essenz 138, 140
Nitricum acidum 100

Orthopoxvirus 80

Parasiten (Ekto) 21, 102, 103
Pasteur, Louis 65
Penicillin 69
Pestinum 107, 108
Pestsepsis 102, 106, 107, 108
Pestwurz Essenz 140

Petechien 81, 84
Pfad des Herzens Essenz 139
Pfingstgruß Essenz 134
Pflanzenviren 121
Phagosomenflüchter 66
Phosphor 90, 100
Phosphoricum acidum 100
Polioimpfung 28
Pollender 66
Postvakzinale Enzephalitis 78
Poxvirus Vacciniae 79
Primärinfektionsquelle 121
Princess Flower Essenz 135, 140
Prodromalphase 107
Prophylaktikum 60, 86, 87, 88, 89, 99
Prophylaxe 60, 61
Prostigmin 115
Pustula maligna 67

Quecksilber 25, 135, 136

Rattenflöhe 102
Rattenpest 103
Raue, C. G. 89
Restonvirus 119
Rhus toxicodendron 90
Rippenfellentzündung 64
Rubinis Kampferlösung 98, 100
Ruddock, E. H. 90

Salk, Jonas 28
Sarracenia 87, 90
Säuren 69
Scheibner, Dr. Kira 114
Schluckstörungen 113, 115
Septikämie 104
Serum von Yersin 107
Seuche 17, 102, 124, 128
Sepsis 67, 68, 69, 70, 71, 88
Solarplexus Essenz 126
Sonnengruß Essenz 135, 139, 140
Sporen 63, 65, 66, 67, 111, 112
Stadium invasionis 81
Statistiken 64
Streonium 89, 90
Sukzessive Gaben 54
Sulfur 90, 99
Sulfurblüten 99
Sulfuricum acidum 72, 122
Sunrise Essenz 128, 136, 140
Syphilis 78

Terrain 57
Tetanus 111
Tetracyclin 69
Tierchakra Essenz 129
Thuja 87, 90
Thukydides 102
Tierhäute 66, 67
Tröpfcheninfektion 81, 103, 104

Überreaktionen 60

Vade Mecum 90
Vakzination 77, 78
Vakzinavirus 76, 79
Vakzine 28
Variola 77, 80, 81
– confluentes 82
– minor 83
Varioleus 78
Vaccininum 86
Variolinum 86, 87, 89
Variolisation 77, 78
Veratrum album 99, 100
Veratrum viride 90
Verweigerung der Nahrungsaufnahme 113

Waisenkinder 77
Weber, Dr. G.A. 71
Weltgesundheitsorganisation (WHO) 74, 76, 96
Wildvirusstamm 74
Wirte 103,118, 119, 121
Wunderbaum Essenz 130

Yersin, A. E. 103

Zellessenz 137

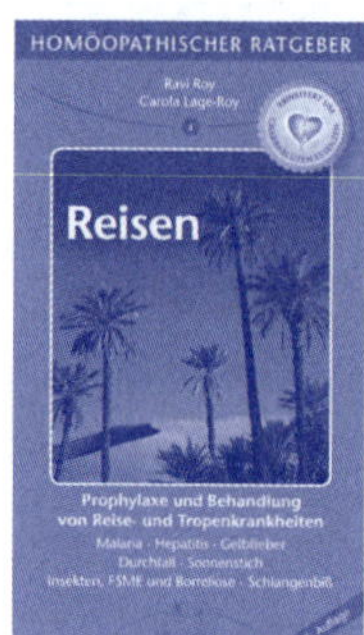

HR 1 – Reisen

Für Ausflug, Fernreise, Trekking-Abenteuer oder Geschäftsreise. Homöopathie bietet einen verantwortungsbewußten, gesundheitsverträglichen Schutz vor Reisekrankheiten, Malaria, Borreliose etc.

Enthält die Beschreibungen der wichtigsten Chakrablüten Essenzen für Reisende.

Mit praktischen Reitern zum schnellen Auffinden.
Im handlichen Westentaschenformat, 168 Seiten
17. Auflage 2021
ISBN 978-3-929108-77-1

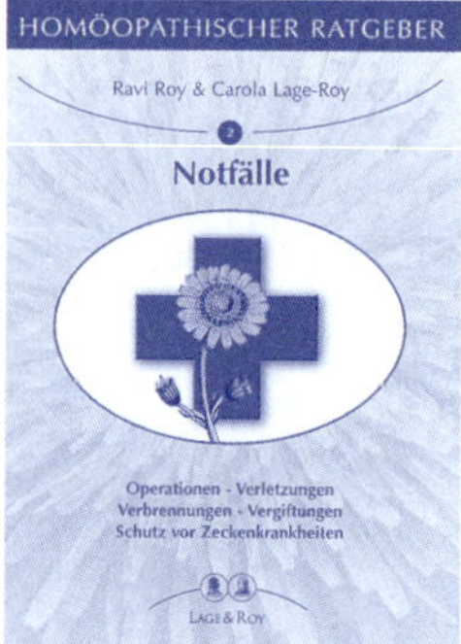

HR 2 – Notfälle

Ein Standardwerk, das in keinem Haus fehlen sollte. Hilfreich bei der homöopathischen Vorbereitung auf eine Operation. Es setzt sich mit allen Arten von Verletzungen, Vergiftungen, Verbrennungen (Baumwollhauttransplantations Methode), Knochenbrüchen und Schutz vor Tetanus auseinander.

88 Seiten, 14. Auflage 2019
ISBN 978-3-929108-02-6

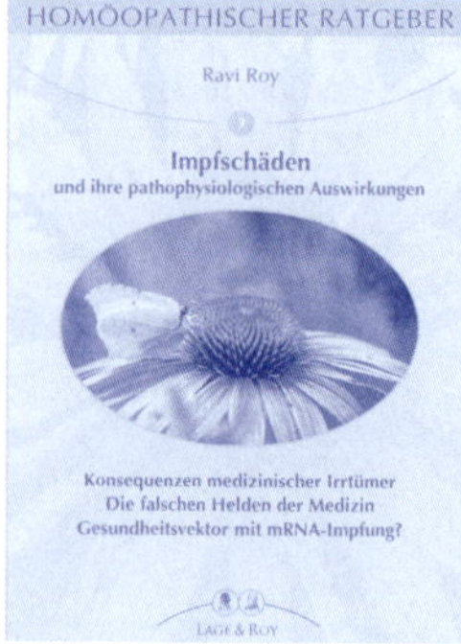

HR 3
Die Physiopathologie der Impfungen

Hier erfahren Sie, welche Krankheiten durch toxische Impfzusatzstoffe und Pathogene entstehen. Eine große Klarheit in den aktuellen Stand der Impfthematik bringen die gut recherchierten Hintergründe über Edward Jenner, den Erfinder der modernen Impfungen.

176 Seiten, 1. Auflage 2021
ISBN 978-3-929108-27-9

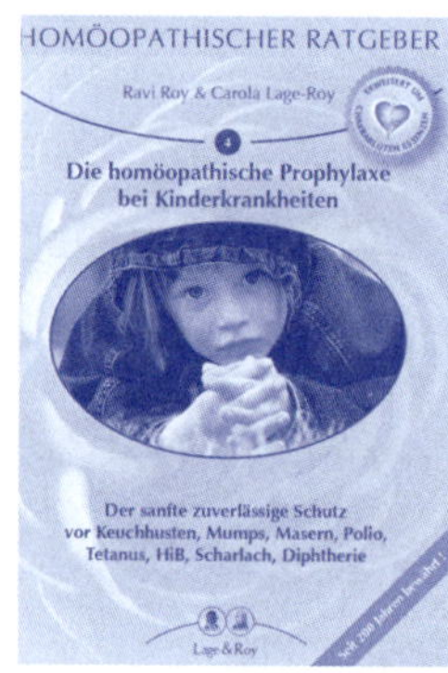

HR 4 – Die homöopathische Prophylaxe bei Kinderkrankheiten

Kurze Einführung in die Homöopathie, Geschichte der Impfungen und Impfkritiker; Röteln-Schutz auch für Schwangere; Schutz vor Keuchhusten, Mumps, Masern, Polio, Röteln, Tetanus, HiB, Scharlach, Diphtherie.

Mit Chakrablüten Essenzen zur Stärkung des Immunsystems

104 Seiten, 15. Aufl. 2021
ISBN 978-3-929108-02-6

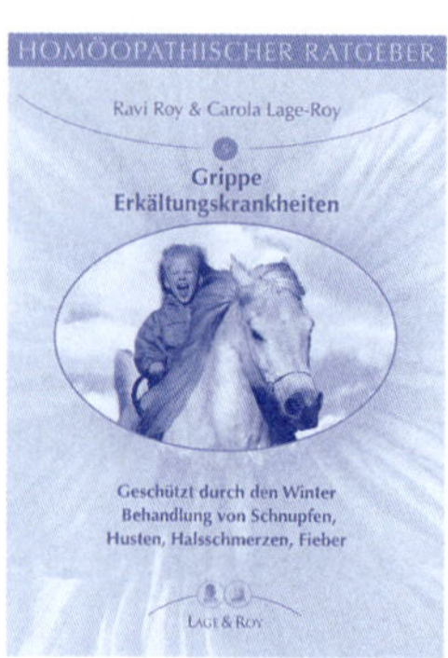

HR 5
Grippe – Erkältungskrankheiten

Mit diesen bewährten Mitteln kommen Sie gesund durch die Erkältungszeit! Sie erfahren, wie Sie sich sicher vor Infekten einschließlich der Grippe schützen, aber auch behandeln können.

Mit ausführlichem Symptomverzeichnis und Organaufbaumitteln.

152 Seiten, 7. Auflage 2017
ISBN 978-3-929108-05-7

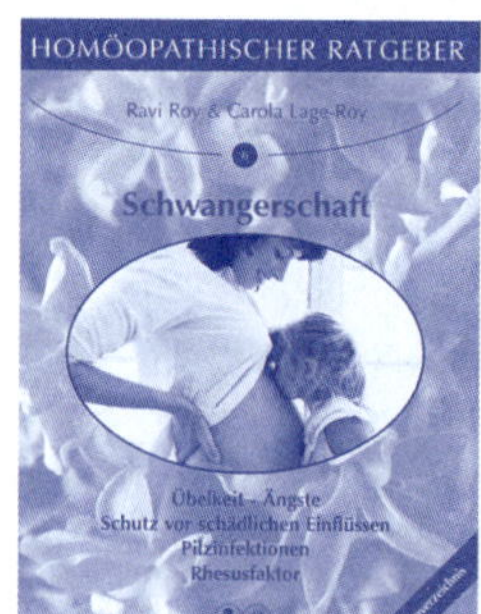

HR 6
Schwangerschaft

Gerade in der nebenwirkungsfreien Schwangerschaftsbehandlung liegt eine Domäne der Homöopathie. Sie wirkt heilsam auf die Erbanlagen der Mutter, wodurch dem Kind eine gesündere Basis für sein ganzes Leben gegeben wird. Risiken von Routineuntersuchungen. Rhesusfaktorunverträglichkeit ist heilbar.

160 S., 12., überarbeitete Auflage 2008
ISBN 978-3-929108-06-4

Bücher aus dem Lage & Roy Verlag

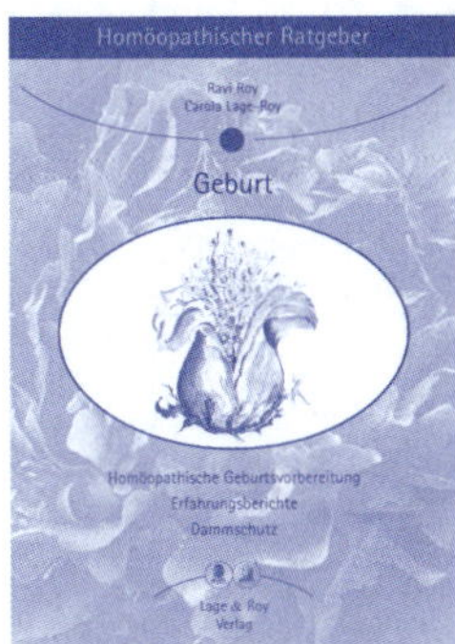

80 Seiten, 5. Auflage 2005
ISBN 978-3-929108-08-9

HR 7 – Geburt
Nutzen Sie die fast unglaublichen homöopathischen Möglichkeiten für sich und Ihr Kind bei der Geburt. So vermeiden Sie gewaltsame Eingriffe wie Saugglocke, Pudendusblock und Kaiserschnitt.

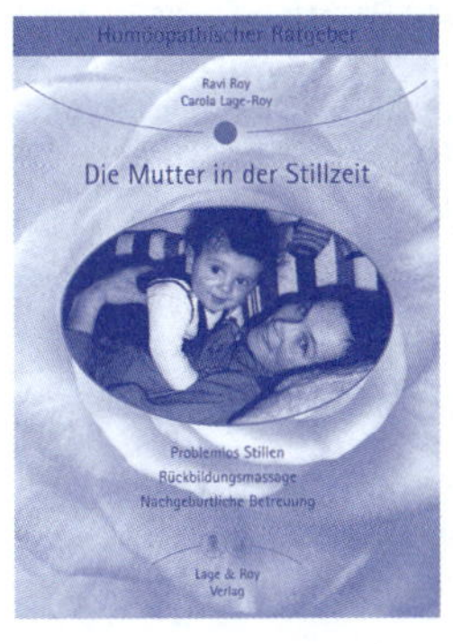

104 Seiten, 2. Auflage 2021
ISBN 978-3-929108-28-3

HR 8 – Die Mutter in der Stillzeit
Die Muttermilch ist durch nichts zu ersetzen, deshalb ist die Stillzeit auch so wichtig und bildet die Basis für ein gesundes Leben. Mit Hilfe der Homöopathie kann die Mutter erfolgreich und lange stillen. Erstmals beschrieben wird die traditionelle „Indische Wochenbettmassage".

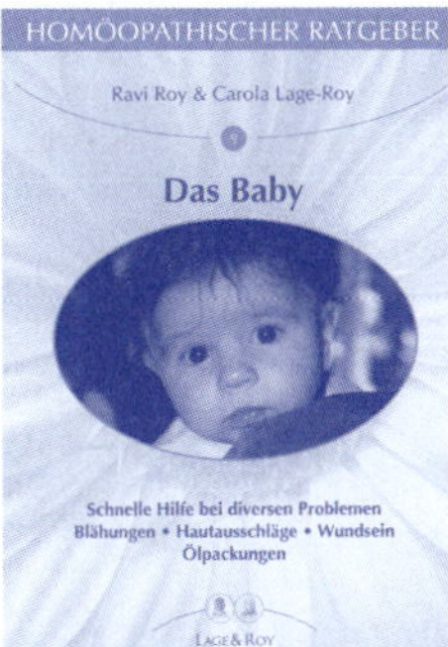

110 Seiten, 3. Auflage 2021
ISBN 978-3-929108-29-3

HR 9 – Das Baby
Ein Ratgeber für Eltern, Hebammen und Therapeuten. Er beschreibt häufige Beschwerden und Krankheitszustände des Babys bis ins Kindergartenalter und leistet praktische Hilfe auch bei Frühgeburten. Mit vielen Tips und Rezepten für eine gesunde Säuglingsnahrung.

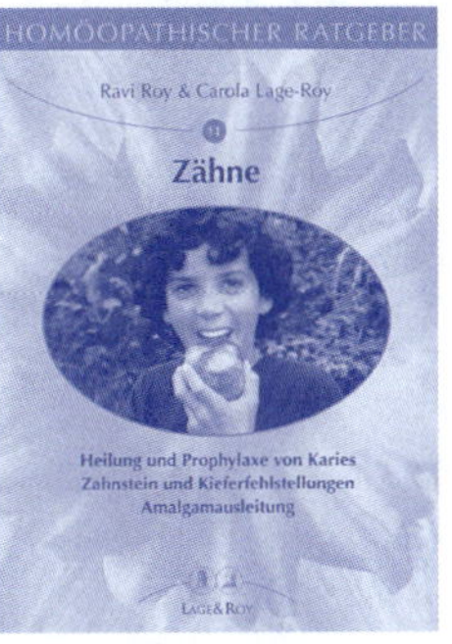

80 Seiten, 10. Auflage 2017
ISBN 978-3-929108-11-8

HR 11 – Zähne
Mit Homöopathie Karies, Zahnstein und Kieferfehlstellungen verhindern bzw. heilen! Kariesprophylaxe, Alternativen zu Fluortabletten. Wie Sie die Angst vor dem Zahnarzt überwinden können.
Mit Tabelle Beziehung der Zähne zu den Organen.

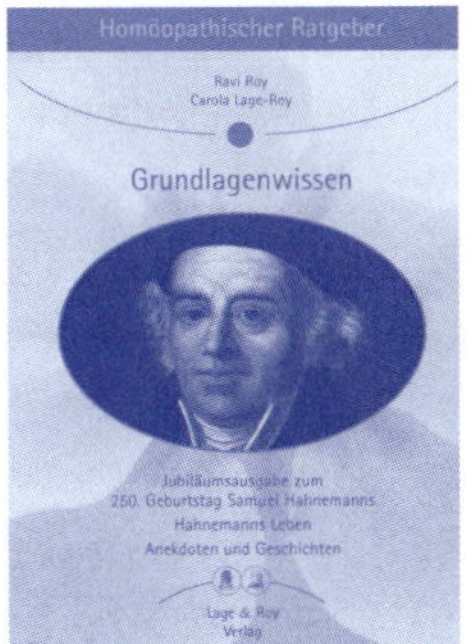

144 Seiten, 5., erw. Auflage 2005
ISBN 978-3-929108-12-7

HR 12 Grundlagenwissen
Eine spannende und liebevoll verfasste Biografie Samuel Hahnemanns, dem Begründer der Homöopathie, vermittelt seine Philosophie und das Basiswissen. Mit praktischen Anweisungen zur Kunst der Fallaufnahme, Repertorisation, Mittelwahl und Weiterbehandlung.

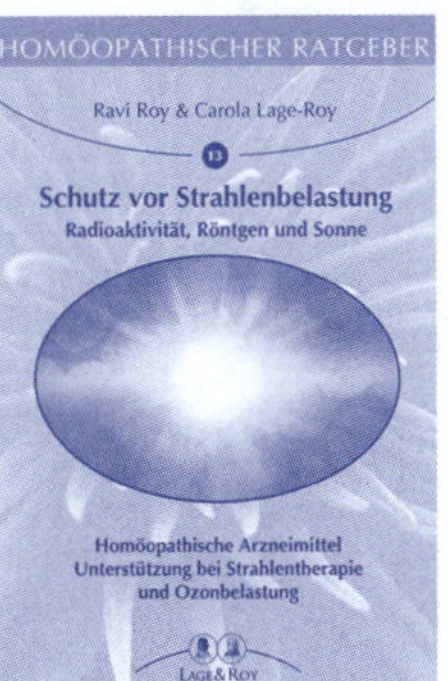

152 Seiten, 8., vollst. überarb. u. erweiterte Auflage 2016
ISBN 978-3-929108-13-2

HR 13 – Schutz vor Strahlenbelastung
Radioaktivität, Röntgen und Sonne
Radioaktivität ist und bleibt Thema. Wir müssen lernen, damit zu leben. Hier finden Sie Hinweise zum Schutz und zur Behandlung. Wertvolle Tips zu Ernährung und allgemeinen Verhaltensmaßnahmen. Mit Arzneimittelbildern der Radioaktivitätsmittel, Fallbeispielen und Chakrablüten Essenzen.

Von Carola Lage-Roy und Ravi Roy

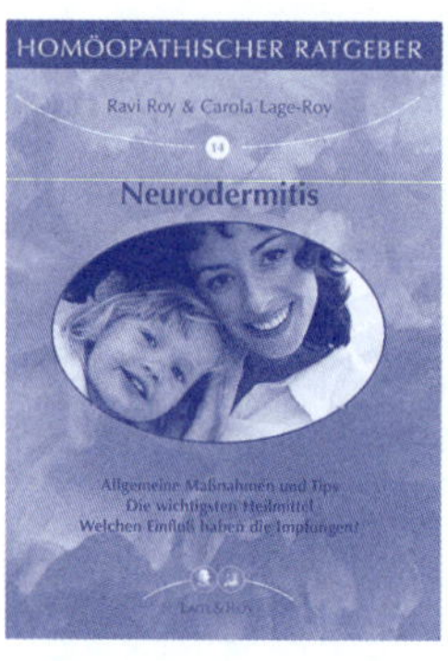

72 S., 7. Auflage 2008
ISBN 978-3-929108-14-9

HR 14
Neurodermitis
Die Homöopathie bietet Möglichkeiten, dieses als schwer heilbar geltende Leiden zu heilen. Hier finden Sie die wichtigsten 15 Mittel. Auf den Einfluß von Impfungen, besonders der Polioimpfung, wird anhand von Fallbeispielen eingegangen.

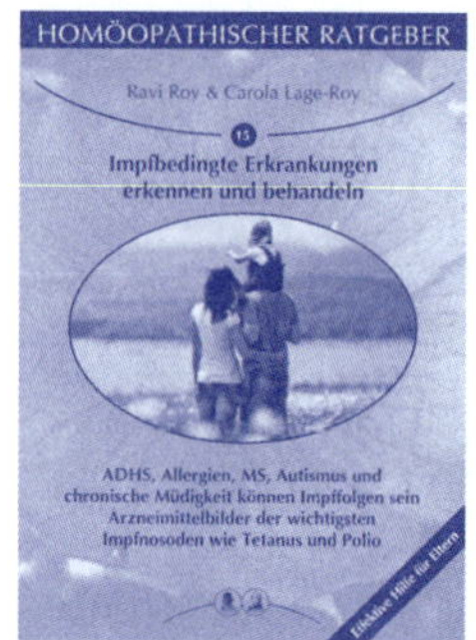

168 Seiten, 9. Auflage 2021
ISBN: 978-3-929108-54-5

HR 15 Impfbedingte Erkrankungen erkennen und behandeln
Impfungen können ein enormes Maß an chronischen Krankheiten nach sich ziehen. Durch die hohe Anzahl der Mehrfachimpfungen haben auch die Impffolgen dramatisch zugenommen. Oft können diese Folgen durch Impfstoffnosoden und andere Mittel wieder in Ordnung gebracht werden.

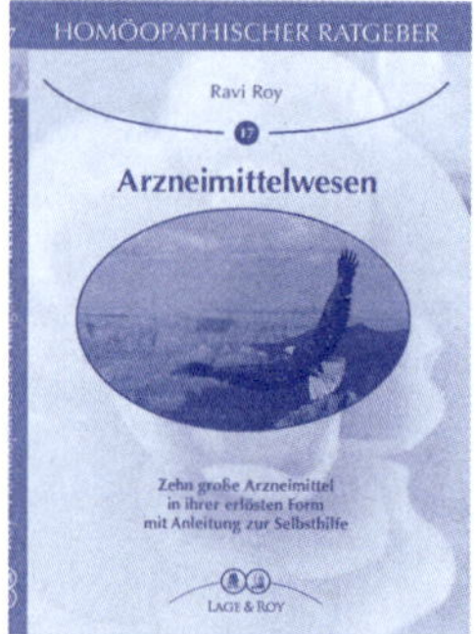

224 Seiten, 3., Auflage 2018, zahlreiche Abbildungen
ISBN 978-3-929108-17-0

HR 17
Arzneimittelwesen
Die neue und positive Sichtweise der homöopathischen Arzneimittellehre! Ein nützliches Werk, um für sich und andere ein tieferes Verständnis aufzubringen. Es wird deutlich gemacht, wie jedes Arzneiwesen auch gleichermaßen einen Archetypus in sich beinhaltet. Akute Symptomenkomplexe und Charakteristika sind übersichtlich enthalten.

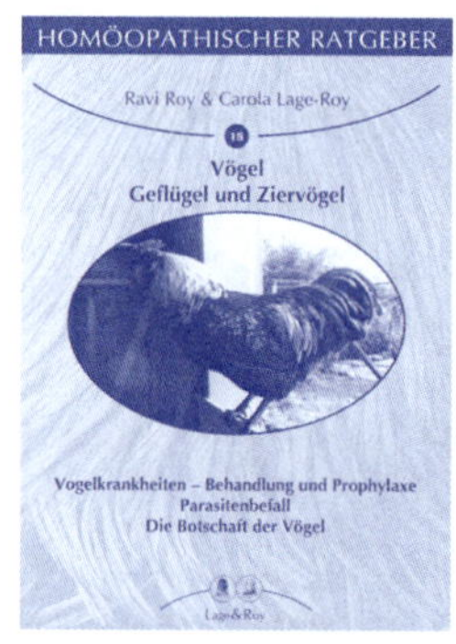

80 Seiten, 3. Auflage 2021
ISBN 078-3-929108-18-7

HR 18 – Vögel
Dieser Ratgeber hilft bei der homöopathischen Krankheitsprophylaxe, Aufzucht und Pflege von Hühnern, Truthähnen, Gänsen, Enten, Sing- und Ziervögeln. Hier sind die wichtigsten Krankheiten beschrieben und die homöopathischen Maßnahmen aufgezeigt.

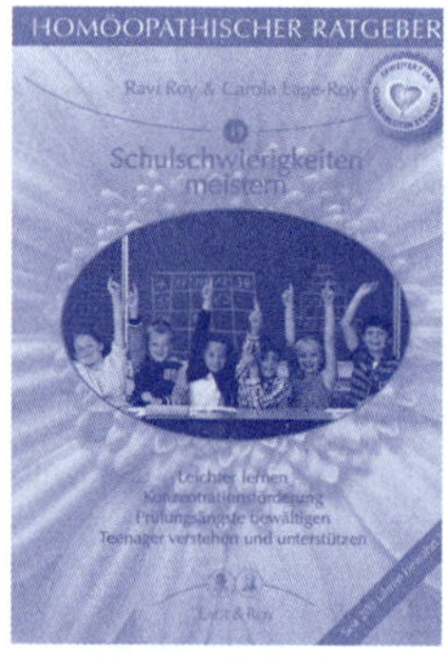

128 Seiten, 7., überarbeitete Auflage 2019
ISBN 978-3-929-108-19-4

HR 19
Schulschwierigkeiten
Burn-Out und Streß kommen bereits in der Schule vor. Dieser Ratgeber wendet sich an alle Lernenden, die ihr Gedächtnis verbessern möchten. Er zeigt auf, wie das Lernen mit Hilfe der Homöopathie wieder leichter wird. Enthält auch Mittel für überforderte Eltern und Pädagogen.
Mit übersichtlichem Symptomenverzeichnis!

HR 21
Ravi Roy
Lungenentzündung entmachten

Für Therapeuten und Laien geeignet!

Die bildhafte Schilderung der Mittel ermöglicht das schnelle und sichere Auffinden des passenden Schutz-, Aufbau- oder Heilmittels. Die klare Aufteilung der Stadien und der dazugehörigen Mittel ermöglicht, den richtigen Zeitpunkt zu erkennen, wann ein Mittel in Frage kommt.

1. Auflage Mai 2020, 96 Seiten, Softcover
ISBN 978-3-929108-68-2

Bücher aus dem Lage & Roy Verlag

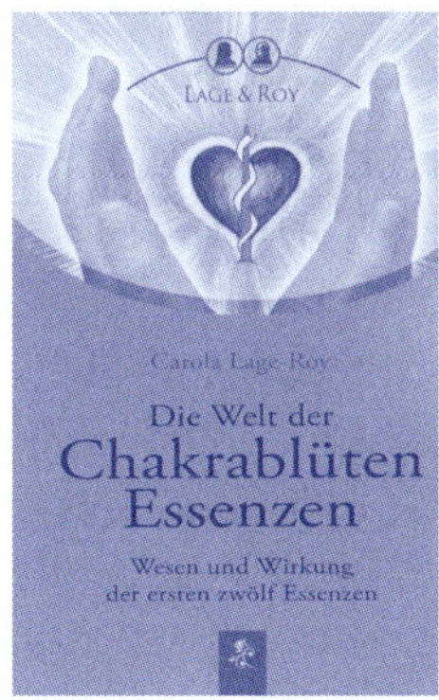

Carola Lage-Roy
Die Welt der Chakrablüten Essenzen

Das Grundlagenwerk mit ausführlicher Beschreibung der ersten zwölf Chakrablüten Essenzen. Zahlreiche Fallbeschreibungen dokumentieren die schnelle Wirkung. Mit vielen Therapiehinweisen und praktischem Symptomenverzeichnis!

384 Seiten, gebunden, Lesebändchen, 2farbig,
4farbige Chakrakarte, Symptomenregister
4., vollständig überarbeitete Neuauflage 2020
ISBN 978-3-929108-30-9

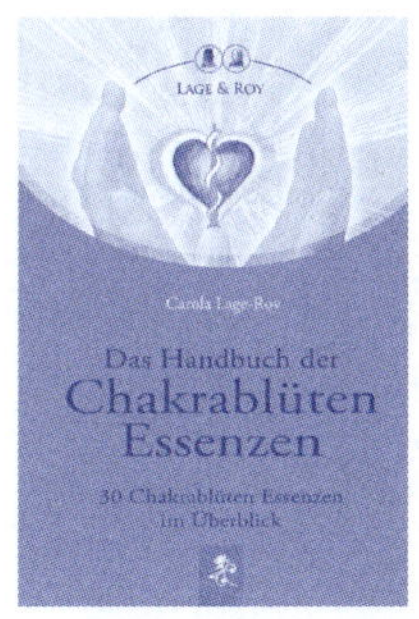

Carola Lage-Roy
Das Handbuch der Chakrablüten Essenzen

In diesem Handbuch werden die ersten 30 Essenzen zur schnellen Selbsthilfe kompakt dargestellt. Ein übersichtliches und umfangreiches Symtomregister erleichtert die Wahl der richtigen Essenz.

240 Seiten, gebunden, Lesebändchen, 2farbig,
Symptomenregister, Band I
7. Auflage 2019
ISBN 978-3-929108-33-0

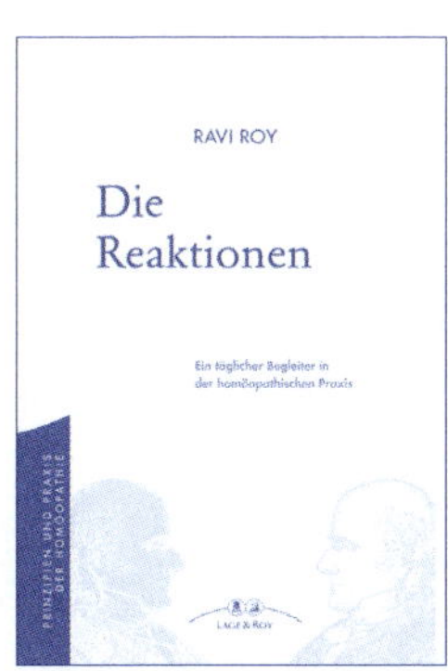

Ravi Roy
Die Reaktionen und die LM-Potenzen
Prinzipien und Praxis der Homöopathie

Ein täglicher Begleiter in der homöopathischen Praxis. Hier sind klärende Akzente bezüglich der Einschätzung des Behandlungsverlaufs und der Heilreaktionen gesetzt. Ein kompetenter und zuverlässiger Leitfaden, der in die Hand jedes Therapeuten und an der Homöopathie Interessierten gehört. Die LM- und C-Potenzen werden erstmalig anschaulich gegenübergestellt. Ein Schatz, der in der homöopathischen Literatur seines Gleichen sucht!

328 Seiten, 1. Auflage 2010
ISBN 978-3-921108-91-0

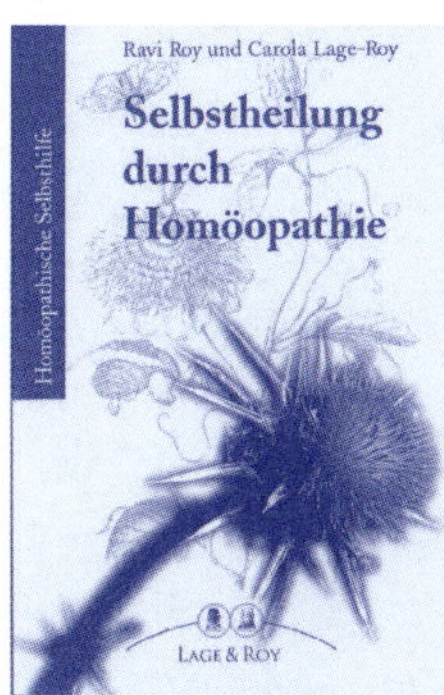

Selbstheilung durch Homöopathie

Ein vorzüglicher Ratgeber für alle Lebensbereiche. Der Klassiker für die ganze Familie! Die übersichtliche Darstellung der einzelnen Krankheitsbilder und ihrer Symptome erleichtert die Wahl des richtigen homöopathischen Mittels auch für Laien. Mit übersichtlicher Anordnung und praktischen Erste-Hilfe-Maßnahmen.

Wieder neu aufgelegt!
416 Seiten, 3. Auflage 2018
ISBN 978-3-929108-65-1

Lage & Roy Verlag für homöopathische Literatur
Burgstraße 8 • D-82418 Riegsee-Hagen
Tel. 0 88 41/44 55 • Fax 42 98
www.lage-roy.de
e-Mail: homoeopathy@ravi-roy.de

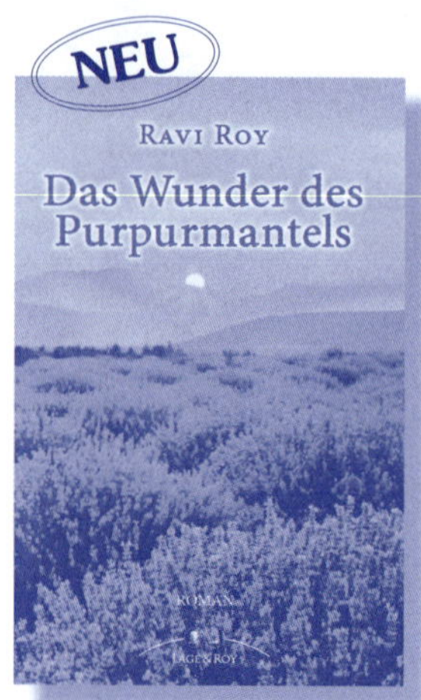

1. Auflage Januar 2023
336 Seiten
gebunden mit Schutzumschlag

Das Wunder des Purpurmantels

Erleben Sie in Ravi Roys drittem Roman die unglaubliche Entstehungsgeschichte der Heilerschule am Hofe des Purpurmantels.

Der Held der beiden vorausgegangenen Romane, Ronan, und sein Freund Sung ki steigen immer sicherer in das Wesen des Heilens und Kämpfens ein. Könnte seine Geschichte nicht auch den Kindern in der Zukunft nützlich sein?

Nur das Zusammenwirken vieler Menschen und so manch geheimnisumwobener Kräfte kann die Individualität der Kinder bewahren und sie gesund erhalten.

Eine Erzählung von Ehre und Tapferkeit, von Freundschaft und Opferbereitschaft, voller Pathos und Humor.

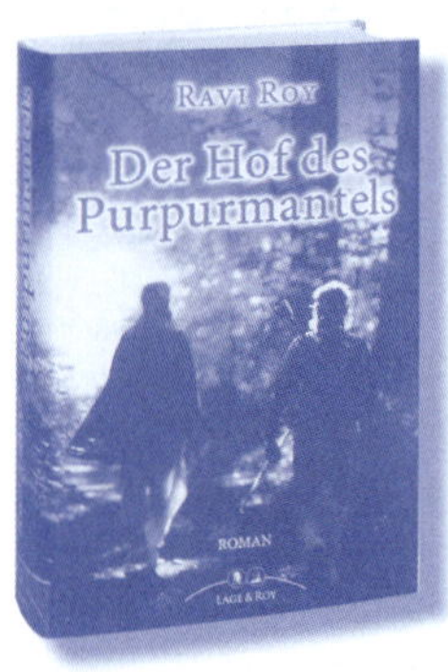

1. Auflage 2015
560 Seiten mit 53 Farbbildern
gebunden mit Schutzumschlag

Der Hof des Purpurmantels

Die Geschichte: Mit knapp 5 Jahren kommt Ronan zu dem idyllischen Hof der Heiler. Die Trennung von seiner Mutter hat ihm sehr zugesetzt. Er verdrängt dies vollständig und kämpft sich durch. In ein unglaubliches Abenteuer geworfen, findet bald die bezaubernde Anjulie, gejagt von Assassinen, Zuflucht in seinen Armen. Ronan setzt all sein Geschick ein, um Anjulie immer wieder vor den Fängen der Jäger zu bewahren.
Wer ist die mysteriöse Anjulie?

Die Kämpfer des Purpurmantels

Die Helden Ronan und Anjulie nehmen den Kampf gegen die üblen Machtintrigen des Tyrannen Sar A Wan auf, der die Sexualität der Menschheit manipulieren will, um sie damit zu versklaven. Um die Menschheit zu retten, müssen die Helden sich sowohl einem harten Training unterziehen, als auch die hohe Kunst des Heilens meistern. Doch dann bricht eine gefährliche Seuche im Land eines verbündeten Königs aus, der für Frieden und Schutz in diesen unsicheren Zeiten sorgen will.

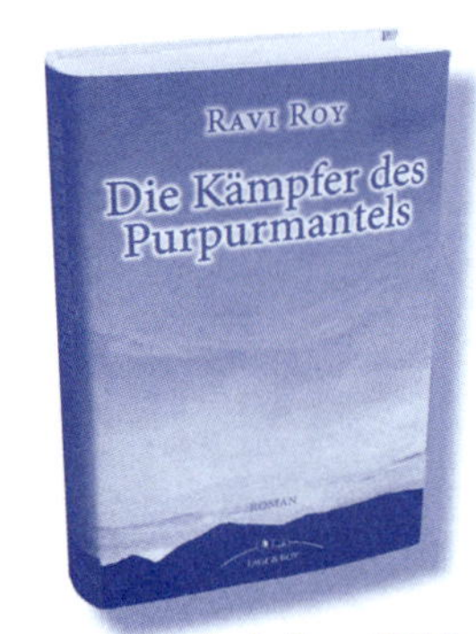

1. Auflage 2019
512 Seiten
gebunden mit Schutzumschlag